Woman Life

她生活·美体书系

U0334072

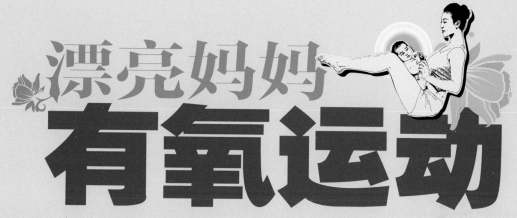

漂亮妈妈
有氧运动

A Pretty Mom's
Aerobic Exercises

史晓燕 贾会云 编著

中国纺织出版社

内 容 提 要

性感辣妈史晓燕私家美丽经验大公开！本书包括产前有氧运动篇和产后有氧运动篇，根据孕期不同阶段和产后女性的生理和心理特点，科学地制订了相应的锻炼方式。孕期适当地练习有氧运动，让好"孕"连连；产后练习有氧运动，则能够调理身体、纤体塑形。本书还专门为剖宫产妈妈编排了相应的瑜伽体式，让剖宫产妈妈放心、安全地运动，更好地调养和恢复身材。更有丰富的小贴士和详细的食疗方法，让准妈妈和新妈妈吃出健康和美丽。全书图文并茂，动作精准，并附赠孕产瑜伽光碟。快让有氧运动拉开您的美丽序幕吧！

图书在版编目（CIP）数据

漂亮妈妈有氧运动 / 史晓燕，贾会云编著 . -- 北京 : 中国纺织出版社，2013.1
　　ISBN 978-7-5064-8754-2

Ⅰ . ①漂… Ⅱ . ①史…②贾… Ⅲ . ①孕妇—健身运动—基本知识②产妇—健身运动—基本知识 Ⅳ . ①R715.3

中国版本图书馆 CIP 数据核字（2012）第 125380 号

策划编辑：尚 智 韩 婧　　　　　责任编辑：马丽平
特约编辑：朱凌琳 邓利华 郝巧丽　　责任印制：陈 涛

中国纺织出版社出版发行
地址：北京东直门南大街6号　邮政编码：100027
邮购电话：010-64168110　传真：010-64168231
http://www.c-textilep.com
E-mail: faxing @ c-textilep.com
深圳市金星印刷有限公司印刷　各地新华书店经销
2013年1月第1版第1次印刷
开本：635×965　1/12　印张：14
字数：161千字　定价：35.00元（附DVD光盘1张）

有氧运动，让好"孕"起航

时光如流水，不知不觉我已经"奔三"了。10 年前，我还在大学校园里过着无忧无虑的学生生活。那时候，球类运动是我的最爱。篮球场和羽毛球场上都留下了我挥洒汗水、欢呼雀跃的身影。

毕业后，一次很偶然的机会让我接触了瑜伽，从此我对瑜伽的热爱便一发而不可收拾。我从 24 岁开始系统地学习瑜伽，25 岁当上瑜伽教练。那两年的瑜伽生活让我倾听到了身体和内心发出的"声音"，我更加坚定了让瑜伽陪伴我的决心。

27 岁时，我怀孕了。爱人当时坚决要求我在家静养，不允许我"轻举妄动"，可我觉得这是一个研习孕产瑜伽的好时机。我认为只有亲身经历了怀孕、分娩的全过程，才能对孕产瑜伽理解得更加透彻。

爱人拗不过我，终于答应了我的要求。孕早期我小心翼翼，运动方式以难度较低的瑜伽体式、散步和哑铃运动为主。在家做运动的时候我还会让爱人来帮我，他也乐此不疲呢。孕中期我常常到正规的游泳馆游泳，每周定时定量地练习瑜伽。当时腹部已经隆起了，那些会压到腹部和吃力的体式我都避而远之。到了孕晚期，我继续练习瑜伽。临产前瑜伽的呼吸帮我渡过了最困难的时刻。

虽然孕期在有氧运动的帮助下我很好地控制了体重，但分娩还是使我的身材走样了。刚当上妈妈的我，为了自己和宝宝的健康，仍然坚持运动。月子期间，我练习产褥操，暂停了瑜伽体位法的练习，而一直坚持练习瑜伽中的坐姿、手印、腹式呼吸法和冥想。月子结束后我开始练习调理瑜伽和瘦身瑜伽。3 个月之后，我开始跳有氧操。28 岁的我，在瑜伽和有氧操的帮助下如愿恢复了身材。

如今我已经拥有了 8 年的瑜伽教学经验，孩子也 5 岁了。小家伙健康地成长着，而我的身材和容貌并无多大变化。这几年间，许多朋友们纷纷找我，让我当她们的教练。我根据自身的经验和学员的身体特质为她们制订相应的产后瘦身计划，成功地帮助了她们调理和瘦身，这让我很有成就感！

有很多学员都问我："哪种运动的减脂效果是最好的呢？"我告诉他们，你最喜欢而且能坚持的运动，燃脂效果就是最好的。

如果你喜欢迎风挥汗的感觉，那就坚持跑步；如果你迷恋音乐的律动和身体的跳跃，那就跳好每一段健美操；如果你喜欢缓和与慢节奏，那就做好每一个瑜伽体式；如果你欣赏流畅细腻的肌肉线条，力量训练会是你每天都想要进行的课程……

在此，我号召各位靓妈们一定要有 24 小时健身的概念。不妨把自己日常的每个动作都当作是健身运动。譬如当你抱着宝宝时，记得挺直腰背；当你推着购物车在超市采购时，记得绷紧腹肌，用腹肌消耗购物车的重量；每次坐下时，尽量缓慢，保持身体下蹲的姿势几分钟；上楼梯时，要谨记每跨两个台阶的美臀效果远大于慢走和一步一步地来；准备从架子上拿东西时，伸展一侧身体，而不是只将重心放在手臂上；弯腰取东西时，要么单脚弓字步，要么双脚深蹲，而不是单纯地弯下腰……

所做的运动强度是否合适，以感觉发热、出汗为标准。一项健康研究调查显示，我们每周至少需要通过运动来燃烧 1000 千卡能量（1 千卡 =4.185 焦耳），所以，每次运动基本消耗 300 ~ 400 千卡能量是必须的事儿。

其实，运动就是找到属于自己的方式——听从心灵的声音，快乐地玩儿、美丽地释放！爱上有氧运动、坚持健身，产前、产后的你，生活都会多姿多彩！

史晓燕

2012年12月

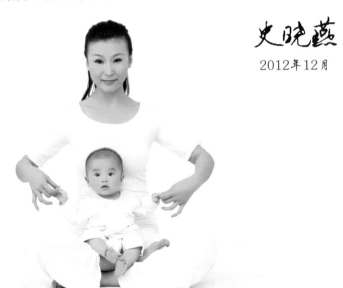

CONTENTS ■ 目录

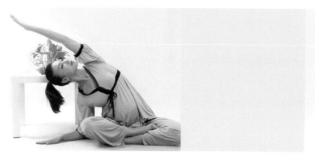
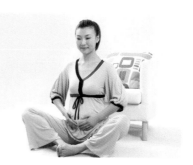

上篇：产前有氧运动，让好"孕"常在
Antenatal Aerobic Exercises

第一章 有氧运动，准妈妈养胎、新妈妈瘦身的最佳选择
Chapter 01 Aerobic Exercises for Fetus Nourishing and Slimming

第二章 产前时尚哑铃运动，像欧美星妈那样臂力十足
Chapter 02 Fashionable Antenatal Dumbbell Exercises for Strong Arms

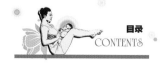

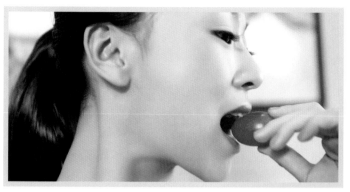

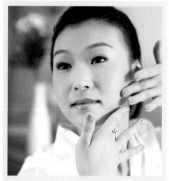

四、孕晚期：细心呵护全身，迎接新生命降临…… **065**
The Later Pregnant Period: Perfect Preparations for the New Birth

第四章 "燕"语心声，辣妈晓燕的健康智慧
Chapter 04 Fashion Mom's New Ideas about Beauty and Wisdom

一、孕妇菜谱，让你吃出健康好肤色…… **078**
The Right Food for the Pregnant

二、明星准妈妈都在用的美丽之道…… **085**
Pregnancy and Beauty

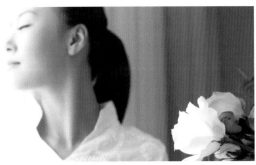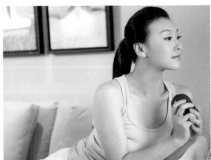

下篇：产后有氧运动，快速恢复完美曲线
Postpartum Aerobics to Recover Your Perfect Bodyline

第一章 产后调理与瘦身瑜伽，让顺产妈妈健康又"享瘦"
Chapter 01 Postpartum Yoga: Keeping Healthy and Slim

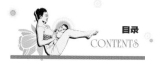

第二章 顺产妈妈产后塑形美体有氧操，做一个曲线窈窕的时尚辣妈
Chapter 02 Postpartum Aerobics Body Shaping

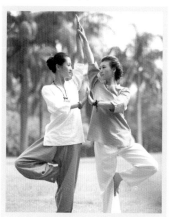
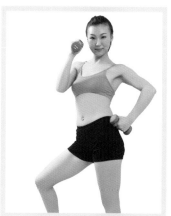
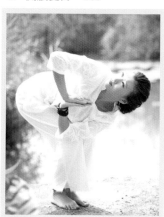

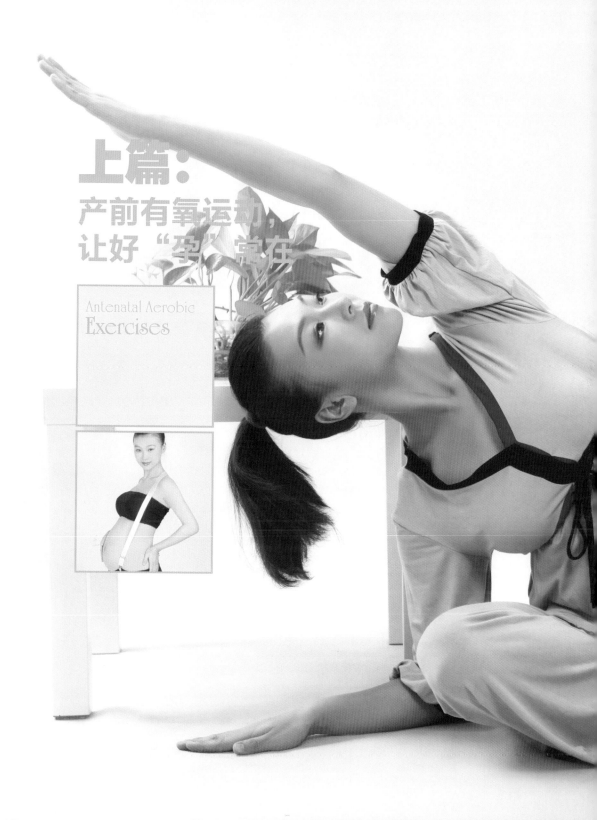

上篇：
产前有氧运动，
让好"孕"常在

Antenatal Aerobic
Exercises

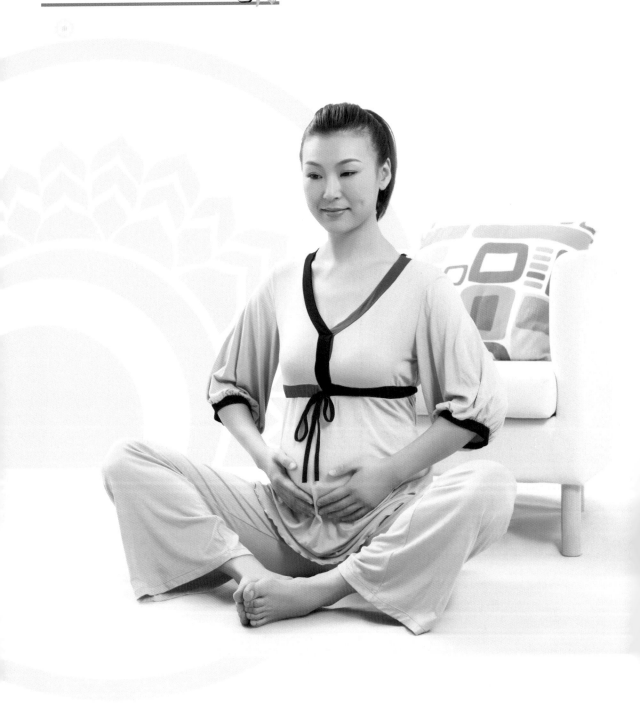

第一章
有氧运动，准妈妈养胎、
新妈妈瘦身的最佳选择

Chapter 01
Aerobic Exercises for Fetus
Nourishing and Slimming

不能再简单的装备，只需你自己再加上一点时间，

去掉繁复，就可以回归运动最初的心情。

有氧运动，让准妈妈和新妈妈简单而纯粹地动起来。

准妈妈进行缓和的有氧运动，

可以释放压力、消除疲劳、锻炼体力、养胎安胎。

新妈妈进行有氧运动，

可以调理身体、增强体质、恢复窈窕身姿。

和我一样，加入有氧运动"铁杆儿粉丝"队伍中吧！

Good Aerobic Exercises for the Pregnant:
Moving with Fetus
一、和胎宝宝一起动起来，
准妈妈适合做的有氧运动

许多人都知道"有氧运动"，因为它现已风靡全球，但是却不是每个人都知道有氧运动到底意味着什么。有氧运动指的是最大心率在 75% ~ 85%，活动到了全身 50% 以上肌肉群的运动。瑜伽、普拉提、健美操、慢跑、快走、骑单车、游泳、跳绳、打羽毛球等都是人们热衷的有氧运动。

生命在于运动，孕期和产后都需要锻炼。怀孕期间，准妈妈在身体上和情感上都会发生变化，规律的锻炼可以帮助准妈妈很好地适应这些变化。产后，新妈妈面临调理身体和恢复身形两大任务，适度的锻炼可以帮助新妈妈迅速调理好身体、恢复身形。

准妈妈拥有健康的体魄是胎儿健康发育和顺利自然分娩的基础。孕期不同阶段有不同的运动要求。在孕早期，胎盘尚未完全形成，维持妊娠的激素水平也不稳定，容易发生流产。因此这个时期要避免剧烈运动和过度疲劳，可以做一些缓和的有氧运动，如散步，来锻炼身体。也可以练习瑜伽的坐姿和调息，以释放压力、消除疲劳、缓解孕吐。

孕中期是准妈妈运动的黄金时期，此阶段运动能取到事半功倍的效果。可以适当地增加运动量，但同样也要避免剧烈的运动。准妈妈要根据个人的爱好选择一些力所能及的运动项目。

孕晚期腹部越来越突出，准妈妈身体沉重，行动不便，运动要以"慢"为原则，一定要特别注意安全。这一阶段伸展运动、屈伸双腿、轻扭骨盆等简单动作都是不错的选择。

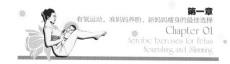

1. 散步——适合整个孕期

孕早期准妈妈适合做的运动是散步。散步是一种缓和、安全而有效的运动方式，适合整个孕期。产科医生都会嘱咐临产期的孕妇多散散步，因为这样有利于自然分娩。散步是我从孕初期到孕晚期都坚持的运动方式。

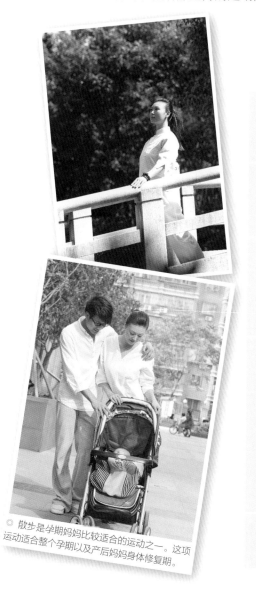

◎ 散步是孕期妈妈比较适合的运动之一。这项运动适合整个孕期以及产后妈妈身体修复期。

准妈妈散步指南 》》

散步时间	上午9～10点，或者晚饭前后。城市中下午4点～晚上7点空气污染相对严重，孕妇要注意避开这段时间锻炼和外出，以利于母亲和胎儿的身体健康。
强度	每周3次，每次30分钟。适应后可以适当增加一些爬坡运动，主要根据自身的身体状况决定，不要使自己产生明显的疲劳感及不适，如腹痛及阴道出血等。
散步环境	为确保准妈妈和胎儿的健康，散步的地点应该有所选择，如空气清新的公园、林荫绿地、干净的河边、清爽的海边等地，不要到污染较大的马路、大街上，人群嘈杂的商场、闹市中散步。空气污浊、充满噪音的地方对孕妇和胎儿的健康都极为不利。
散步方法	放松式散步法：以短小而放松的步伐向前迈，手臂自然放在身体两侧，以自己感到舒适的步调进行。散步时可以练习分娩时所需要的呼吸方法：用鼻子深深地吸气，然后用嘴巴呼气。 间隔式散步法：首先进行10分钟的放松散步，然后以中速慢走1分钟，最后快速走2分钟。行走时要保持昂首挺胸、肩膀放平，手肘弯曲放于身体两侧，两臂在行走的过程中应该摆动起来帮助身体维持平衡。重复这种散步方式6次，再进行5分钟的放松慢走。
散步注意事项	散步时最好有家人陪伴。

2.孕妇凯格尔运动——适合整个孕期

准妈妈可以从孕早期开始就练习孕妇凯格尔运动。凯格尔运动又称"会阴收缩运动"，以美国医生阿诺德·凯格尔的名字命名，在 20 世纪 40 年代广泛推广，目的是加强盆底肌以促进尿道和肛门括约肌的功能，防止产后大小便失禁。准妈妈练习凯格尔运动，主要是锻炼会阴部及盆底肌肉群的舒缩功能，一方面为生产做准备，另一方面可以帮助产后复原。

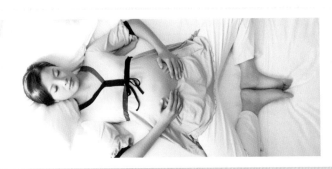

方法：平躺，头垫枕头，双膝弯曲，打开与肩同宽，脚底相对，两手平放在腹部。紧绷阴道和肛门肌肉 8 ~ 10 秒钟，慢慢放松。怀孕 4 个月后不适合平躺，准妈妈可以在站立或坐下排尿时练习，一天至少 25 次。

3.孕妇哑铃——适合整个孕期

孕妇哑铃也是适合整个孕期的运动。准妈妈发胖，手臂是最明显的部位之一。哑铃运动可以帮助准妈妈修饰双臂曲线，更重要的是肌力训练，特别能锻炼手臂下方松弛的肌肉。准妈妈在选择哑铃的重量时，可以单手举握一只哑铃，在胸前弯曲小手臂 15 下，若是感到手臂微酸而又不觉得吃力，那么就说明此重量的哑铃正好适合您。

准妈妈站立练习哑铃时，双腿打开一个肩膀的宽度，并微微屈膝，找到最舒服的姿势。如果坐着练习，需要坐在牢固的椅子或沙发上，双手各持 2 磅（1 磅 =0.4536 千克）重的哑铃，开始做哑铃侧平举、哑铃后弯举等动作。练习时，身体自然放松，只有手臂在施力，要量力而为。如果家里没有哑铃，可以用装满沙子的小矿泉水瓶代替。双手上举 10 次为 1 组，持续 20 分钟。

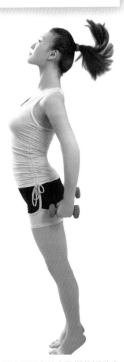

◎ 孕妇哑铃是适合整个孕期的运动之一。

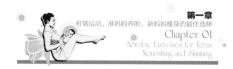

4. 游泳——适合孕中期

　　孕中期可以适当地增加运动量。如果之前的运动量就比较少，可以适当选择轻微的活动，如简单的韵律舞、散步、爬楼梯等。运动量增加是指提高运动频率、延长运动时间，并非增加运动强度。

　　孕中期首选的运动方式是游泳。现在游泳池的条件都比较好，只要做好各种准备工作，并控制好泳池水温，掌握好游泳方法和运动量等，就可以进行这项运动了。孕妇游泳总的来说还是有诸多好处的：游泳可以放松肌肉，减轻关节的负荷，促进全身血液循环；可以改善孕妇情绪，减轻妊娠反应，有益于胎儿的神经系统的发育；可以使准妈妈的子宫在水中受到浮力的支持，从而减轻支撑子宫的腰肌和腹肌的压力，有效缓解孕期腰背酸痛的症状；可以增加准妈妈的肺活量，使准妈妈在分娩时更好地调节呼吸，减少分娩时间……准妈妈怀孕7个月后不宜游泳，以防发生胎膜早破等意外情况。

准妈妈游泳指南 》》》

游泳前提	游泳前，应向医生咨询，听从医生的指导和建议；游泳时，要有专业教练陪伴。
游泳时间	不超过1小时，以不觉得疲劳为宜。最好选择在上午10~12点游泳，因为在这段时间不易发生子宫收缩。
游泳次数	一周2~3次。
游泳设备	专门的泳衣、泳帽、泳镜以及防滑拖鞋。
游泳姿势	选择相对简单的蛙泳、仰泳姿势，避免像跳水、蝶泳等较为剧烈的动作。
泳池卫生	选择正规的游泳馆，保证泳池的清洁和优良的水质，以防感染。
泳池水温	选择浅水池。室内水温不低于30℃，因为水温偏低会使子宫受到刺激而收缩，水温偏高则容易让准妈妈感觉疲劳。
游泳护理	游泳前后都要补水，以防脱水；穿湿泳衣时不要随处乱坐，以免阴道感染；游泳后要及时做好保暖工作，防止感冒。
游泳注意事项	入水池时，动作要缓慢，并让身体慢慢地适应，不可以跳水进入；池内人多时，要防止腹部受到碰撞；怀孕前不会游泳的要慎重对待游泳，不可以勉强，可选择其他运动方式。
禁忌人群	妊娠未满4个月，妊娠大于7个月或有流产史、阴道出血、腹部疼痛、心脏病、慢性高血压，以及耳鼻喉方面疾病的孕妇都不可以游泳。

5. 孕妇体操——适合孕中期

孕妇体操也是孕中期不错的运动方式之一。每天做些简单的动作，能够有针对性地增强身体肌肉的力量和柔韧性，并可以增强准妈妈的体质，帮助顺利自然分娩，也能帮助产后更快地恢复体形。

做体操前，先排便、排尿，使身体处于最放松的状态。练习体操时，动作要柔和，从幅度小的腿部运动开始，做好全身的热身，再慢慢增加幅度和强度，最好在医护人员的指导下练习。练习时还可以播放优美、悦耳的音乐伴奏，帮助准妈妈调节情绪，同时可以进行胎教。不过，在练习过程中，要量力而行，持续时间不宜太长。如果感到不适，需立即停止。

特别提醒各位的是，有过流产史、前置胎盘以及宫颈松弛症的孕妇需要静养，不宜练习产前体操，宜选择散步等一些较为柔和的运动方式。

6. 孕妇瑜伽——适合孕中期

准妈妈还可以练习孕妇瑜伽。孕妇瑜伽主要是以哈他瑜伽的规则为基础，并结合现代医学有关怀孕和分娩的专业知识，精心挑选出的有益于孕妇身体健康和胎儿发育的绝对安全的瑜伽体式。

在怀孕期间，准妈妈为了保护腹中的胎儿，往往会因为过于谨慎而停止任何运动。孕妇瑜伽动作舒缓，能够让准妈妈和胎儿双双受益，准妈妈可以放心地练习。需要强调的是，瑜伽虽然是属于柔静结合的拉伸运动，但由于孕妇特殊的身体状况，在练习的过程中，还是应该多加小心和注意，以保护好腹中的胎儿。

© 孕妇瑜伽动作舒缓，适合孕中期练习。

7. 孕妇舞蹈——适合孕中期

孕中期，准妈妈还可以练习孕妇舞蹈。和其他孕妇运动一样，孕妇舞蹈能缓解孕期的各种不适症状，增强准妈妈的体力和各部位肌肉的柔韧性，帮助顺利分娩；能够放松骨盆韧带，增强盆底组织的可塑性；能够帮助准妈妈尽快掌握自身阵痛的节奏，接受不太习惯的分娩姿势；准妈妈还可以把从舞蹈中获得的对身体控制的经验应用在分娩的过程中，使分娩更加顺利；跳舞时精神都专注在身体动作和音乐上，既能让准妈妈保持愉悦的情绪，

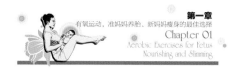
也是一种很好的胎教方式，同时也有助于孕期情绪调节和产后恢复。

特别提醒的是，不适合运动的准妈妈不宜跳舞。有些准妈妈也最好先向医生咨询再决定是否进行锻炼。准妈妈在进行锻炼时要根据自身的具体情况进行锻炼，不要勉强，如有任何不适都应该立即停止。

准妈妈舞蹈指南 》》

跳舞前提	跳舞前，请向医生咨询，听从医生的指导和建议；跳舞时，要有专业或经过特殊训练的舞蹈老师指导，因为只有专业的老师才能够了解怀孕的生理变化和保证孕妇舞蹈动作的安全性。有经验的舞蹈老师会根据孕妇当天的身体状况来安排当天的训练活动。
跳舞时间	不超过1小时，以不觉得疲劳为宜。
跳舞次数	一周2～3次。
跳舞设备	并不是所有的孕妇服装都适合跳舞专用。准妈妈要选择宽松、透气性和吸汗性好的服装以及舒适的鞋子。
跳舞姿势	选择相对简单的动作，避免跳跃、大幅度地跺脚以及长时间站立或保持同一动作不动。
舞蹈种类	舒缓的民族舞、激情的伦巴舞及恰恰舞、孕妇专用肚皮舞、非洲的蛇形舞蹈。
跳舞护理	跳舞之前、期间、之后都要补充充足的水分，以防脱水；跳舞后要保证摄取足够的热量和营养，以补充跳舞时所消耗的能量。
跳舞注意事项	每个人的身体状况和爱好各不相同，需要自己去选择适合自己的舞蹈种类。准妈妈应该根据自己的身体状况和感觉来调整运动强度，并随时注意身体的反应。如果感到头晕、呼吸急促、疼痛或者发现阴道出血的话，就应该立刻停止活动并且咨询医生。
禁忌人群	妊娠未满4个月，妊娠大于7个月或有流产史、阴道出血、腹部疼痛、心脏病、慢性高血压等疾病的孕妇都不能跳舞。

8. 简单伸展运动——适合孕晚期

孕晚期需要逐渐减少运动量。由于腹部的变大可能会妨碍准妈妈做动作，孕晚期的运动又是为分娩做准备的，要让胎宝宝更加健康地发育，因此准妈妈可以选择伸展运动、屈伸双腿、轻轻扭动骨盆、身体向膝盖靠等这些简单的动作，帮助肌肉伸展和放松，以减轻背痛。

准妈妈运动要以"慢"为准，运动量要适度，运动时间最好是15分钟左右。运动过程中要注意冷暖适宜和补充水分。运动时要有家人或朋友陪伴。任何时候一旦有疼痛、气急、虚脱、头晕等不适反应情况发生，必须立刻停止运动，并求助医生。

Good Aerobic Exercises for New Moms:
Enjoying Postpartum Spring
二、拥有最美的产后春天，新妈妈适合做的有氧运动

让有氧运动拉开妈妈们的美丽与健康的序幕吧！除了产褥期需要特别注意之外，妈妈们尽可放心地进行一切适合的有氧运动。极力推荐一些效果好又没有特殊要求、方便进行的有氧运动给妈妈们，如跳绳、有氧操、瑜伽等。

1. 健身三原则

在进行有氧运动之前，新妈妈必须了解产后运动应坚持的三个原则。

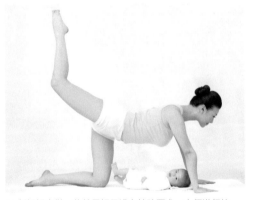

◎ 新妈妈宜做一些效果好又没有特殊要求、方便进行的有氧运动。

一是避免剧烈运动。产后为了快速瘦身而进行激烈的运动，不仅容易造成疲劳，还会损害健康，例如很可能影响子宫的康复并引起出血，严重的还会使生产时的手术创面或外阴切口再次遭受损伤。切记运动前的热身运动与运动后的放松可不能少，否则容易造成运动损伤。

二是选择轻、中等强度的有氧运动和低强度的力量训练，并做到持之以恒，这样有利于减重，并能有效防止减重后体重出现反弹。

三是产后运动应循序渐进，如能坚持在分娩后进行5个月左右必要的身体锻炼，不仅对体质的增强以及形体的恢复有益，还可以将全身的肌肉练得结实，消除腹部、臀部、大腿等处多余的脂肪，恢复怀孕前的健美身姿。

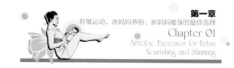

2. 哑铃操

哑铃操不仅能够帮助解决运动量不足的问题，其提高基础代谢、燃烧肌肉中脂肪的效果更是其他运动无可比拟的。人体最能燃烧能量的部位，便是心脏和肌肉。其中，肌肉又是人体内最多的组织，所以只有锻炼肌肉，才可以减少体重和体内脂肪，达到最理想的减肥塑身效果。

哑铃操的适应人群很广，产褥期后新妈妈可以放心地练习。由于两只哑铃是完全独立的，妈妈们在做哑铃操时，身体为了保持平衡和稳定性，会动用所有可能参与的肌肉，包括所有细小的协助肌和稳定肌，从而能提高妈妈们的协调性和控制力，也会使妈妈们的身材更挺拔、更有气质。哑铃操对全身各部位都有很好的减脂塑形的效果，特别能够锻炼手臂、双肩和背部，还可以拉长肌肉。只要坚持，2个月就能看到可喜的效果。如果身体肌肉出现两边不对称的情况，还可以做一些单侧训练进行调整。

◎ 哑铃操的适应人群很广，产褥期后新妈妈可以放心地练习。

3. 跳绳

跳绳是一种非常安全，并且十分有效的有氧运动。它除了拥有运动的一般益处外，更有很多独特的优点。跳绳每半小时消耗热量400千卡，它对上、下肢肌肉，如肱二头肌、股四头肌、小臂肌、外展肌、胸肌、背肌、臀肌等，都有极好的锻炼效果，对心肺系统等各种脏器、协调性、体态、减肥等都有相当大的帮助，是一项老少皆宜的运动。

跳绳简单易学，只需要一小块空地就可以锻炼。跳绳能在短短几分钟内增强心率和呼吸频率，能在短时间内提高身体的灵活度，有效地减轻体重。妈妈们不管是在家里还是在户外陪宝宝玩耍，都可以随时进行。

研究表明，跳绳对心脏功能有良好的促进作用，它可以让血液获得更多的氧气，使心血管系统保持强壮和健康。另外，跳绳的减肥作用也十分显著，它可以结实全身肌肉，消除臀部和大腿上的多余脂肪，并能敏捷动作、稳定身体重心。

正确动作演示：站立，腰背挺直，双脚并拢，握绳预备。夹肘甩绳，双脚跳动。落地时，注意保持双膝弯曲。

注意事项： 跳绳前要先让足部、腿部、腕部、踝部得到充分的活动，跳绳后则可以进行一些放松活动。跳绳时膝盖应微微弯曲，以此缓和膝盖、脚踝与地面接触时的冲撞。练习时，目视前方，身体的重心要放在前脚掌上。跳绳时要用前脚掌来起跳和落地，千万不要用全脚或脚跟落地，以免让脑部受到震动。

4. 产后瑜伽

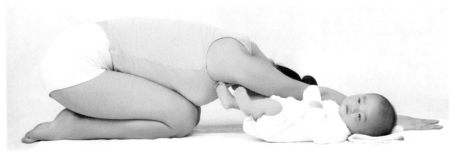

◎ 产后的瑜伽练习，可以帮助新妈妈恢复元气、瘦身塑形。

产后的瑜伽练习，对新妈妈恢复元气、瘦身塑形都大有裨益。

瑜伽帮您恢复玲珑好身段。 产后纤体瑜伽能够改善血液循环、恢复皮肤张力、减少脂肪堆积、促进流汗排毒，有很好的塑形美体效果。但因为产后体内各关节组织较松弛，所以运动量需缓慢增加，而且要遵从教练的指导，避免受伤。

瑜伽帮您全面恢复体能。 怀孕期间，孕妇体能衰退，产后往往会感到身体衰弱、精神不振。在身体状况允许的条件下以及医生的指导下，尽早开始进行瑜伽运动能很好地恢复体能。

瑜伽帮您提高身体功能。 一些准妈妈由于在怀孕期间运动较少而致使肌肉组织中的脂肪含量过多，这有可能导致肌肉力量减弱、机体松弛、妊娠高血压和糖尿病的出现。产后骨盆韧带的排列出现混乱，腹部以及骨盆肌群的功能严重减退，盆腔内的器官位置发生改变，严重者可能会导致子宫后倾、脱垂以及尿失禁等现象。所谓提高机体功能，就是通过减少肌肉组织中的脂肪和恢复骨盆韧带的正常排列，以加强单位肌肉的力量。坚持练习瑜伽，即可达到此目的。

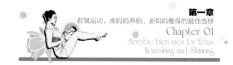

瑜伽帮您维持腹部以及骨盆底肌肉的张力。产后腹部肌肉组织松弛且张力变弱，适度的瑜伽训练可以加速恢复、强健腹部以及骨盆底肌肉，促进骨盆腔的血液循环，增加骨盆内器官的支撑力量，从而预防压迫性尿失禁的发生。

瑜伽帮您强健会阴肌肉、保养子宫。瑜伽动作与呼吸法呼吸配合，能够收缩产后松弛的盆底肌肉群，预防阴道松弛，恢复和保持产道弹性，增加性趣。此外，产后坚持练习瑜伽，还可以促进子宫收缩，预防子宫和膀胱下坠，尽早让子宫恢复正常位置。

瑜伽帮您改善不良体态。新妈妈产后因为经常抱宝宝，使重心前移，容易引发颈、肩、背酸痛。练习瑜伽能矫正不良姿势，并让新妈妈在日常生活中避免过度弯曲，缓解产后腰酸背痛。

瑜伽帮您强化手臂肌肉的力量。新妈妈要常常抱宝宝，所以需要很好的臂力。如果臂力不足，会造成肌腱拉伤。而瑜伽练习能够帮您拉伸手臂肌肉，并且可以增强手臂力量，让您即便是抱着宝宝散步也不会觉得累。

瑜伽帮您净化心灵。照顾宝宝与家里的繁杂琐事容易让初为人母的新妈妈感到焦虑、烦躁。瑜伽能让人心平气和，既能缓解新妈妈的焦躁情绪，又能降低患上产后忧郁症的可能性。

要注意的是，自然分娩的新妈妈与剖宫产的新妈妈因为生产方式不同，产后恢复情况也不一样。新妈妈们要根据自己的身体状况决定练习的强度，才能达到更好的恢复身材、增强体能的效果。

5. 产后有氧操

有了小宝宝之后，妈妈们的时间已经不是完全属于自己的了。没有整段时间锻炼怎么办？没有关系，随时随地都可以进行的有氧操就是为新妈妈而设计的。在做产后有氧操的时候，妈妈们要根据自己的身体状况进行，动作要柔和。

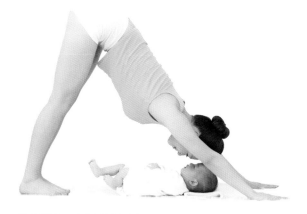

◎ 随时随地都可以进行的有氧操就是为新妈妈而设计的。

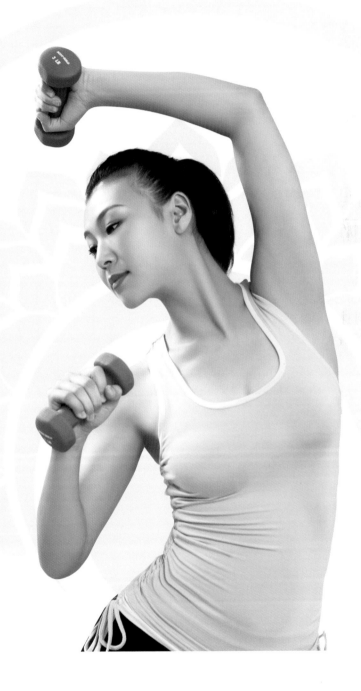

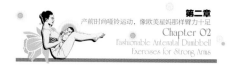
第二章
产前时尚哑铃运动，
像欧美星妈那样臂力十足

Chapter 02
Fashionable Antenatal Dumbbell Exercises
for Strong Arms

它很小巧，它很安全，它不会发出声音，

它适合所有的人锻炼，

特别对增强肌肉力量有着无可比拟的作用。

更诱人的是，它还可以减脂、健美，

满足您变美的愿望。

它就是哑铃，可以全方位提高您的力量、柔韧、平衡和心肺功能，

轻松帮您塑造完美身材！

Expectant Moms' Dumbbell
Exercises
一、准妈妈一定要学的时尚哑铃运动

　　哑铃，号称"万能"的健身器械，却有着非同寻常的锻炼效果。哑铃运动是最简单的力量训练，可以随时随地进行。准妈妈在孕期就要开始锻炼臂力了，这样产后长时间抱着宝宝的时候才不会觉得手臂酸、麻。选择哑铃吧，因为锻炼上肢是哑铃的"拿手好戏"。而且练出修长的手臂和结实的肩膀会让准妈妈看上去更健康、更性感！

1.准妈妈这样选择哑铃

　　哑铃是一种用于增强肌肉力量训练的简单器材，主要用于肌力训练和肌肉复合动作训练。哑铃有轻哑铃和重哑铃之分，轻哑铃的重量有6磅、8磅、12磅、16磅等。重哑铃的重量有10磅、15磅、20磅、25磅、30磅等。因为哑铃锻炼效果显著，所以受到广大健身爱好者的青睐。又因练习时无声响，得名"哑铃"。

　　锻炼价值：练习哑铃，可以修饰肌肉线条，增加肌肉耐力，经常做重量偏大的哑铃练习，可以使肌肉结实，强壮肌纤维，增加肌力。女性练习哑铃可以锻炼上肢及腰、腹部肌肉，使双臂及腰身更为纤瘦细长。手持哑铃单脚蹲起、双脚蹲跳等动作还可以锻炼下肢肌肉。

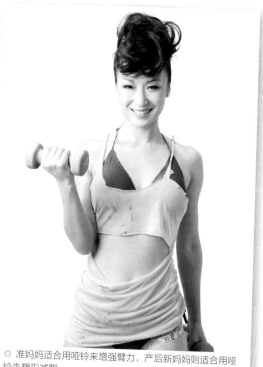

◎ 准妈妈适合用哑铃来增强臂力，产后新妈妈则适合用哑铃来塑形减脂。

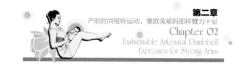

准妈妈适合用哑铃来增强臂力，产后则适合用哑铃来塑形减脂。

注意： 最好在健身教练的指导下选择适合自己的哑铃，女性和男性的身体构造和承受能力都大有不同，一定要量力而为，适合自己的才是最好的。

如何确定多重的哑铃适合自己呢？很简单，只要连续举 15 ~ 25 次，感觉手臂酸痛而又不是特别疲劳，接近你的极限就说明此哑铃的重量适合你。如果举的次数不到 15 次就感觉支撑不住了，就说明这个重量过重，不适合你。妈妈们可以根据不同的训练目的选择哑铃，最好准备两副哑铃，一副重的，一副轻的。重的哑铃在训练大肌肉群如胸肌、背肌、腿部肌肉时使用，而轻的哑铃则在训练小肌肉群如手臂、肩膀和小腿时使用。

选择可拆卸式的哑铃时要选择品牌产品，保证螺丝的质量，否则容易脱扣，造成危险。

2. 哑铃运动开始前的注意事项

哑铃是一种练习力量的辅助器材，能很好地练力量、塑身形。哑铃健身牵涉许多方面，包括握法、握姿、呼吸几个方面，每个点都要正确，才能最大程度地发挥哑铃健身的功效。

准妈妈通过循序渐进的锻炼，能够增强身体素质，尤其是增强臂力。在开始哑铃运动前，准妈妈要了解注意事项，以使锻炼达到事半功倍的效果。

● 穿与锻炼相适应的服装

进行哑铃运动时，应该穿运动服、运动鞋。只有质地柔软、透气性和吸汗性能好的服装才能让身体活动自如。塑身不能佩戴尖锐、锋利的物品，以免影响锻炼，造成损伤。

● 热身

在用哑铃进行健身之前一定要做充分的热身，包括 5 ~ 10 分钟的有氧运动和身体主要肌肉的拉伸运动。热身方式要根据自己的身体状况进行。

● 检查器械

哑铃健身前，需要检查哑铃是否完好及其牢固程度，并熟悉哑铃的结构和使用方法。准妈妈不要在尚未检查哑铃的情况下就拿起来推、举，以防器械失灵和散落等原因造成运动伤害。

O27

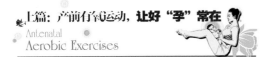
● 握法

　　健美训练中一般用空握法和简单握法，举重训练中一般使用锁握法，我们平时训练哑铃用简单握法即可。简单握，即先将除大拇指以外的四个指头握杠，然后用大拇指握住食指和中指。

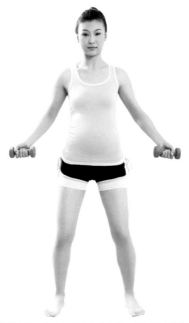

◎ 简单握法是先将除大拇指以外的四个指头握杠，然后用大拇指握住食指和中指。

　　一定要以正确的握法握紧哑铃后再进行相关的练习，否则容易因中途滑铃而对身体造成不必要的伤害。

3. 哑铃运动中的正确呼吸方式与运动后的放松

　　虽然我们每个人分分秒秒都在呼吸，但是其实我们中很多人都不太会呼吸。一般人呼吸都很浅，吸收氧气量不够，所以很多人在运动时身体缺氧，达不到满意的健身效果。因此，在运动时一定要注意配合深度有氧呼吸同时进行。

　　运动后的放松，能使人体从运动到停止运动之间有一个缓冲、整理的过程。舒展的慢动作和正确的呼吸方式可以使紧张的肌肉逐渐放松，使较快的心率逐渐减慢至恢复正常，兴奋的情绪逐渐恢复平静。运动后运用正确的放松方式将会得到事半功倍的减肥效果。

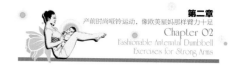

● 运动中正确的呼吸方式

在进行哑铃健身时，特别需要注意呼吸方式。好的呼吸方式的配合，对于女性减肥和塑身都相当有用。吸入足够的氧气能充分酵解体内的糖分，还可以消耗体内脂肪，增强和改善心肺功能，预防骨质疏松，调节心理和精神状态，有助于减肥和塑身。

在练习中正确的呼吸方法：发力时，吸气，肌肉放松或还原时，呼气。吸气时用鼻，呼气时用嘴。呼吸要自然彻底，不能时快时慢、时续时停，吸气要充分吸入氧气，呼气应将气尽量呼出。当采用较重的重量（如深蹲、卧推、硬拉）时，或当力竭的最后，一两次呼吸比较急促时，可以采用张口闭齿的吸气方法，或采用鼻吸、嘴呼的连续深呼吸方法，来增大肺活量。

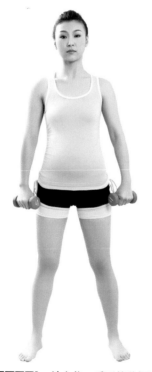

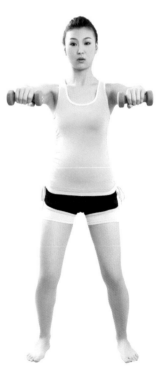

STEP1： 站立位，采用简单握法，双手握住哑铃。

STEP2： 发力将哑铃举起时，吸气。放松控制哑铃，还原时呼气。

● 运动后的放松

　　哑铃健身后，一定量的放松身体的活动练习是必不可少的，其目的是使身体各部位的肌肉从紧张、僵硬的状态变为松弛状态。紧张的肌肉会压迫血管，影响血液流动。通过肌肉的放松和有节律性的收缩，可以使肌肉中的血液畅通，血液循环加速，从而为身体提供充足的营养物质，清除代谢废物，达到消除疲劳、恢复体能和避免运动损伤的作用。如果身体功能的各项生理指标和体能得不到恢复，势必会影响肌肉的弹性和伸展性。

　　放松活动应着重于全身性的伸展关节、韧带和肌肉的轻微练习。放松方式有多种：放松慢跑、原地放松轻跑、垂悬在单杠上轻轻摆动、按摩、轻揉肌肉群等。建议准妈妈以按摩、揉捏、拍打肌肉的方式放松，以促进毛细血管扩张，加速血液循环，改善肌肉营养状况。放松活动以 5 ~ 10 分钟为宜。运动后洗温水澡也可以使全身的肌肉放松，促进肌肉新陈代谢，增加肌肉弹性和收缩力，使皮肤更有光泽。

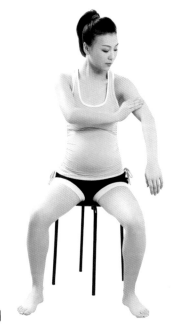

STEP1： 坐在凳子上，右手轻轻捏左臂肌肉，然后交换。双手互捏，坚持3~5分钟。

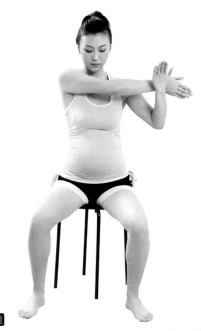

STEP2： 右臂贴紧在肩前，尽量向左后方拉伸，左臂弯曲于左手肘处加以固定，保持5秒钟，然后换另一边练习，反复练习2分钟。

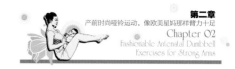

Dumbbell Exercises **for Strong Arms**
二、有氧哑铃运动，准妈妈的"单手抱婴"先修课

　　虽然宝宝还没有出生，我早已做好了增强臂力的准备，正所谓"未雨绸缪"。练习哑铃，是增强臂力的简单且见效快的方式。我整个孕期都坚持练习，后来抱着宝宝逛街也感觉很轻松。准妈妈们快来练习吧！

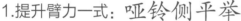

1.提升臂力一式：哑铃侧平举	方便系数：★★★★★
PLEASE FOLLOW ME	呼吸方式：腹式呼吸 练习次数：5~10次

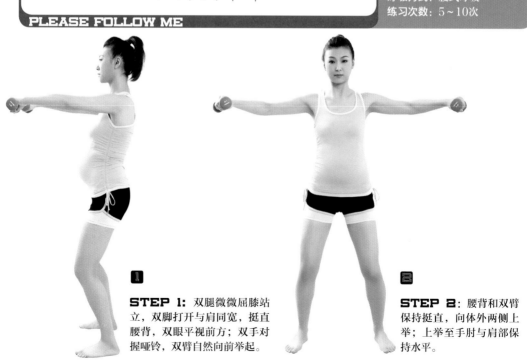

STEP 1： 双腿微微屈膝站立，双脚打开与肩同宽，挺直腰背，双眼平视前方；双手对握哑铃，双臂自然向前举起。

STEP 2： 腰背和双臂保持挺直，向体外两侧上举；上举至手肘与肩部保持水平。

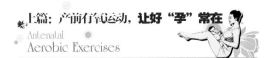

2.提升臂力二式：哑铃双臂弯举

PLEASE FOLLOW ME

方便系数：★★★★★
呼吸方式：腹式呼吸
练习次数：5次

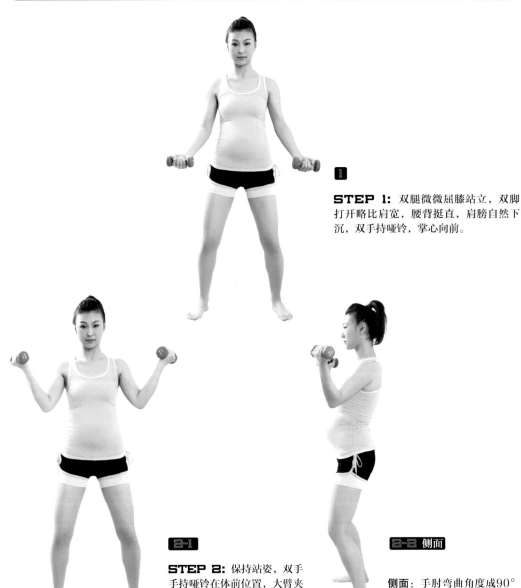

STEP 1： 双腿微微屈膝站立，双脚打开略比肩宽，腰背挺直，肩膀自然下沉，双手持哑铃，掌心向前。

STEP 2： 保持站姿，双手手持哑铃在体前位置，大臂夹紧身体，小臂向上弯举，肘关节角度成90°。

侧面：手肘弯曲角度成90°后，停留1~2秒钟，控制好节奏匀速落下。

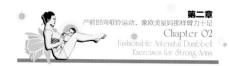
3.提升臂力三式：站姿颈后臂屈伸

PLEASE FOLLOW ME

方便系数：★★★★★
呼吸方式：腹式呼吸
练习次数：5次

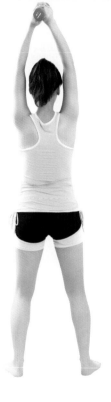

1

STEP 1： 分腿站姿，双脚打开比肩略宽，双手托住哑铃，高举过头，双臂伸直，大臂尽量夹紧头部。

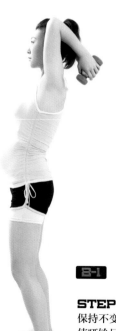

2-1

STEP 2： 站姿不变，大臂保持不变，小臂向头后弯曲，使哑铃尽量向下落，感受手臂肱三头肌的受力情况，注意以身体不感到吃力为宜。

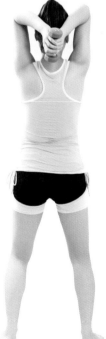

2-2 侧面

侧面：手肘下落，与肘关节成90度。

4.提升臂力四式：跪姿单臂划船

PLEASE FOLLOW ME

方便系数：★★★★
呼吸方式：腹式呼吸
练习次数：3次

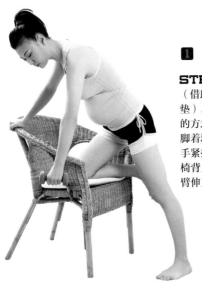

STEP 1: 单腿跪立（借助牢固的椅子和软垫），右腿膝盖以舒适的方式跪在垫子上，左脚着地，腰背挺直，左手紧握哑铃，右手扶在椅背上，左手持哑铃手臂伸直放于体侧。

STEP 2: 跪姿保持不变，持哑铃手臂夹紧背部，肘关节放松，背部发力将大臂向后拉至与背平行的位置。

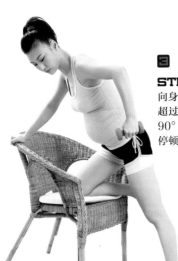

STEP 3: 大臂继续向后拉起，拉起高度超过背部，肘关节成90°角弯曲，到最高点停顿1~2秒钟。

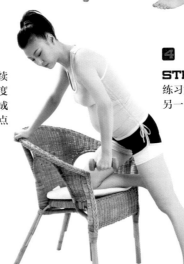

STEP 4: 臂还原；练习完一手臂后，再换另一只手臂练习。

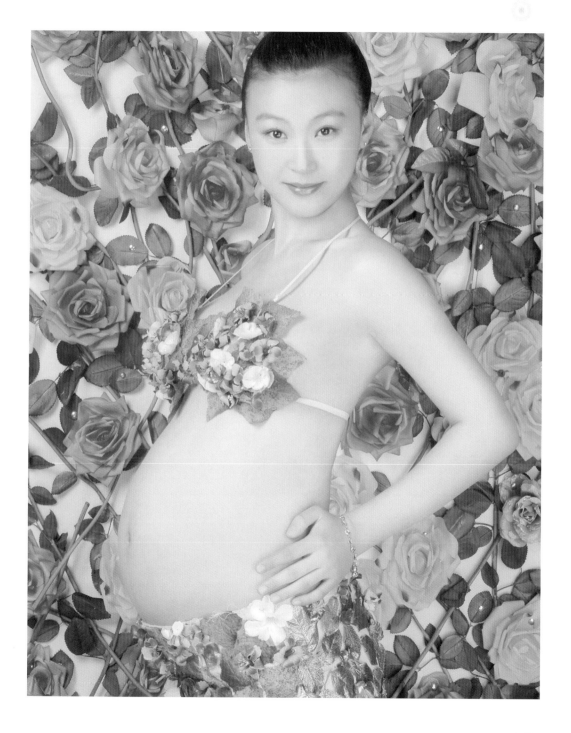

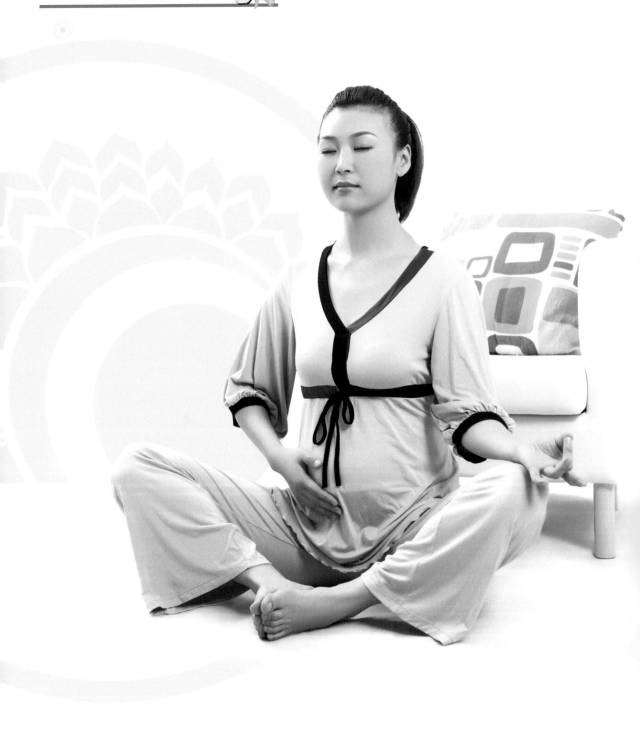

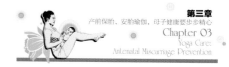
第三章
产前保胎、安胎瑜伽，母子健康要步步精心

Chapter 03

Yoga Care:
Antenatal Miscarriage Prevention

从古至今，印度有不计其数的孕产妇由于练习系统的瑜伽而获益。

孕期瑜伽属于柔静结合的拉伸运动，

注重呼吸、坐姿、冥想和一些简单的体式。

准妈妈有针对性地练习瑜伽，

伴随着轻柔、优美的音乐，

可以与胎宝宝一起运动，从而双双受益。

准妈妈要以快乐的心态伴随胎宝宝的成长，

以恬静的心态迎接小生命的降临！

Pregnant Yoga:
The Aerobics Originated from Ancient India
一、神奇的孕妇瑜伽，源于古印度的有氧运动

怀孕是一个既让人惊喜又让人害怕的过程。孕期，准妈妈身体的全部功能都将被激发出来以全力孕育新的生命。只有照顾到准妈妈生活的各方面和进行适量的运动，才能保证准妈妈的健康。瑜伽对准妈妈来说是非常安全的运动，瑜伽所崇尚的适度、温和的练习方式以及对人由内而外的关注，能够在身体和精神上给准妈妈带来许多益处。可以说，孕妇瑜伽是促进准妈妈身心更健康的秘诀。

1. 什么是孕妇瑜伽

古老的瑜伽对孕期女性的关注由来已久，尤其是自 20 世纪 60 年代以来，瑜伽的风靡促进了专门针对孕期女性的孕妇瑜伽的长足发展。孕妇瑜伽主要是以哈他瑜伽的规则为基础，并结合现代医学有关怀孕和分娩的专业知识，精心挑选出的有益于孕妇身体健康和胎儿发育的绝对安全的瑜伽体式。

如今，强调专注、呼吸、控制的孕妇瑜伽作为孕期理想而又安全的锻炼方式之一，已备受医生和保健人士的推崇，被视为保持健康、平静心灵、生育准备、产后塑身的良方。孕妇瑜伽已经成为风靡世界的产前保健操。

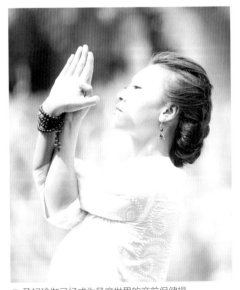

◎ 孕妇瑜伽已经成为风靡世界的产前保健操。

　　同日常瑜伽相比，孕妇瑜伽较为注重呼吸、坐姿、冥想和一些简单的体位。坐姿一般以颈部放松练习与手臂伸展练习为主；站姿一般以活动骨盆练习与增加腿部张力练习为主；卧姿一般采取可以消除背部紧张感的练习与伸展骨盆关节肌肉的练习为主。在此过程中，身体要轻柔地伸展，不要求有很好的柔韧性，不能做难度太大的动作，特别是要注意不能压迫到子宫。

　　经常练习瑜伽，可以改善准妈妈的血液循环，加强肌肉的力量和伸缩性，增强髋部、骨盆和脊椎的灵活性。这样一来可以使胎儿得到很好的支撑，有益于胎儿保持正确的体位；二来可以增加对胎儿的氧气和营养的供给，有利于胎儿大脑和身体的发育；三来可以缓解腰酸、背疼、腿胀的症状，强化关节及肌肉，预防骨骼耗损和肌肉劳累。此外，瑜伽的呼吸练习还能够帮助准妈妈很好地控制自己的呼吸，改善胸闷和气短的现象。在分娩时调整呼吸，还可以减少生产时的痛楚，使分娩更顺利。瑜伽的呼吸技巧和放松方法还能让准妈妈的心脏和肺部肌肉处于良好状态，为产后的身体恢复打下坚实的基础。

　　从生理层面来讲，练习孕妇瑜伽可以帮助准妈妈适应身体上的变化，缓和及排除一些不适；从情绪层面来讲，瑜伽的呼吸法、放松功、日常冥想等练习为准妈妈提供了一个重新调节精神平衡的契机。初次怀孕的年轻女性，因为缺乏经验和自我调节能力不足，不知道如何保持孕产期的健康，而瑜伽练习正好可以弥补这些不足。但是准妈妈练习瑜伽，方法一定要科学、正确，要尽量避免一些高难度的动作。除非本身已有多年练习瑜伽的深厚基础，初学的准妈妈必须非常小心。准妈妈在练习瑜伽前应该征求妇产科医生的意见。

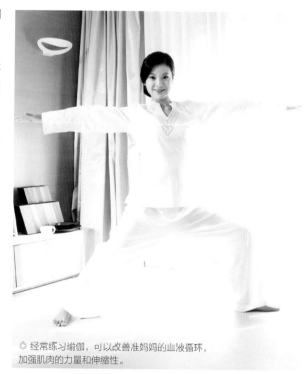

◎ 经常练习瑜伽，可以改善准妈妈的血液循环，加强肌肉的力量和伸缩性。

2.练习孕妇瑜伽的工具

在练习瑜伽的过程中，借助一些实用的工具不仅可以使动作变得更容易，还可以减小受伤的可能性，这对准妈妈来说非常必要。如果没有专门的瑜伽工具，也可以用家庭常用物品代替，比如靠椅、毛巾，甚至墙壁。到了妊娠中后期，准妈妈借助这些触手可及的工具，能更有效地"孕"动起来。

◉ 瑜伽带

瑜伽带是用来帮助准妈妈拉伸手臂和双腿的。用长绳也可以，长度应为 1.5 ～ 2 米，不要太细，以方便手握为准，要有一定的强度。

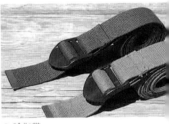
◎ 瑜伽带

◉ 瑜伽砖

瑜伽砖一般有塑料材质的，也有木制的，主要用来帮助准妈妈更容易地做体式。例如当你做动作够不着地面时，很容易弯曲双腿、压住腹部，但如果有了瑜伽砖，我们就完全可以伸直双腿，将双手落在砖上，这样的练习效果是很好的。瑜伽砖的用途很广，在很多练习中都可以用到。如果没有瑜伽砖，用方形的木块或将几本书摞起来，也能起到同样的作用。

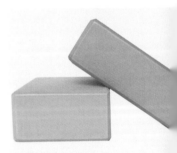
◎ 瑜伽砖

◉ 瑜伽垫

瑜伽专用垫可以使身体保持很好的稳定性，可以防止在练习时滑倒，防止脊椎、脚踝、髋骨、膝关节等部位碰伤，最大限度地减少运动伤害，让我们练习起来感觉自然、舒适，动作更到位，入门更快速，并且能有效阻隔地面寒气。好的瑜伽垫要符合两点要求：绝对不能有毒、有异味；材质重量适中，久铺也不易变形。

如果没有专用的瑜伽垫，也可以使用一般的软垫、毯子等平铺在地板上，这样就可以在自家的客厅、卧室中轻松拥有一个简易的瑜伽教室了！如果嫌软垫感觉不好，还可以在软垫上铺上一条大毛巾，展开，以加强舒适性。但是，切记不要在太软的弹簧床或冷硬的地面上练习，以免受伤！

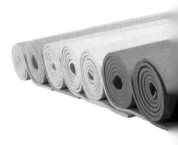
◎ 瑜伽垫

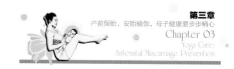

● 辅助椅

孕妇的腹部隆起，有时难免会重心不稳，在练习一些体式时可以借助椅子稳定重心。因为椅子有着力点，可以减小身体动作的张力，为准妈妈提供额外的支撑。

● 毛巾

要选择不会掉落棉屑、触感柔软细腻、吸汗性好的毛巾。毛巾可以用来擦汗以保持身体洁净，也可以垫着以保护身体某部位，还可以代替瑜伽带用来辅助动作的完成。在练习双手支撑的瑜伽体式时，可以将毛巾叠成长条，放在掌根下方，防止腕关节受伤。

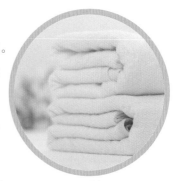

© 毛巾

3．准妈妈进行瑜伽练习时的注意事项

每个准妈妈的身体状态、健康状况和锻炼经验都不相同，因而每个准妈妈都需要根据自身的情况制订相应的运动方案。在练习瑜伽时，不正确的体位练习容易对身体造成伤害。因此准妈妈在练习瑜伽体位法前，先看看以下细则，以便更好地练习。

◆ 练习瑜伽前要仔细阅读体位法的练习步骤、动作要点和注意事项。在进行某个体位法时，要记住相关内容。在开始练习一个新姿势时，一定要谨慎，动作不能过猛。

◆ 在做瑜伽动作前一定要充分热身。要随时倾听自己的身体在说什么。不能粗暴地对待自己的身体，不要认为产生疼痛才会有练习效果，这样可能会造成严重的拉伤。

◆ 练习前如果感到身体不适，要先询问教练或妇产科医生。

◆ 检查练习区域，确保没有可能划伤自己或将自己绊倒的物品，并再次检查地面，保证地面不滑。不要在光滑、过硬的地板上和过软的沙发上练习，以免受伤。

◆ 选择合适、有弹性、吸汗性的运动服，这样便于练习。

◆ 选择适合自己的体式，在练习的过程中，如有不适就要停下来休息。

◆ 练习时集中精神，把注意力放在进行的动作上，精力不集中很可能导致受伤。

◆ 练习每组动作后，都要留出足够的放松时间，以便快速缓解压力，消除肌肉紧张和充血现象。如果有恶心、呕吐、头疼、头晕、眼花、呼吸困难、胸闷以及大量出汗等症状，应立即停止锻炼，并且马上联系医生。

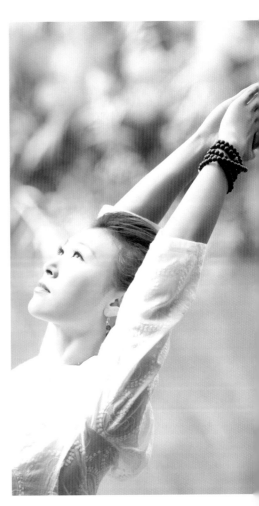

◆ 怀孕 4 个月内，在征得医生的同意后才可以施行教练安排的训练计划，不要自己选择体式。

◆ 怀孕后期，要避免倒立姿势，挤压或拉伸腹部的动作应小心谨慎，扭转的姿势也要小心练习，可以练习简单的体位法及呼吸、静坐。如果腿部出现静脉血管曲张，请勿做叠腿的动作。

◆ 怀孕期间若出现血压过高或过低，或因感冒造成鼻子堵塞、喉咙疼痛等症状，要暂停与倒立相关的体位法练习。

◆ 坐、立、卧时动作要缓慢，以免拉伤背部。站起来或坐下去时，要先侧向身体的一边，并用手或腿作支撑。由于孕妇的血压比正常人的要偏高或偏低，如果太快地起身或蹲下，可能会产生晕眩。

◆ 避免在闷热的房间内练习瑜伽，要在通风性良好的室内做运动，别让身体过热。因为胎儿的温度比准妈妈的温度要高 0.5℃，因此准妈妈会比以前更容易觉得热。另外，激素的变化和皮肤血流量的加大也会让准妈妈觉得热。

◆ 在户外练习瑜伽时，不要在特别热或特别冷的天气下练习；要选择有树荫的地方，避免阳光直射；找一个安静的地方，保持心态平和，集中注意力，尽量避免被打扰；夏天，要在裸露的肌肤上涂抹防晒霜，最好是纯植物、刺激性小的品种，还可以涂点儿驱蚊剂，以防蚊虫叮咬。

◆ 在整个妊娠过程中，准妈妈可以练习不同的瑜伽姿势，但必须以个人的需要和舒适度为准，并与个人的身体状况相协调。练习某些姿势时如果感觉不舒服，可以改用更适合自己的练习姿势。

◆ 定期锻炼，有计划地抽出时间练习瑜伽。

◆ 在怀孕期间，准妈妈可能会感觉身体变得柔软许多，骨头也好像松弛了很多。因为怀孕后体内产生的松弛素能使韧带柔软，使关节变得有点不太稳固。在练习体式时，要注意肌肉与骨骼之间的协调。

◆ 怀孕后期，准妈妈体重增加，身体的重心平衡发生变化，练习瑜伽体式时可以让家人帮忙，也可以借助椅子或靠着墙练习。

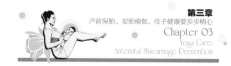

The Early Pregnant Period:
Dealing with Morning Sickness
二、孕早期：增强抵抗力，轻松应对早孕反应

怀孕头3个月（1～13周）为孕期的第一个阶段。这3个月是准妈妈一生中意义非凡的一个时期，为了未来的宝宝，准妈妈的身心都要做好准备。因激素的改变，准妈妈会在身体和情感上出现很大的变化，如出现各种妊娠反应和情绪反应。这时期练习简单的瑜伽动作，不仅可以减轻孕早期的各种不适，还可以增强身体的抵抗力。

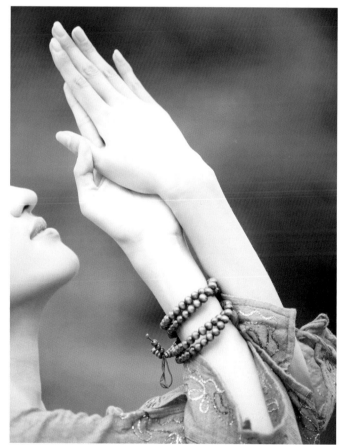

◎ 练习简单的瑜伽动作，不仅可以减轻孕早期的各种不适，还可以增强身体的抵抗力。

1.消除孕期焦虑：清理经络调息

* 清理经络调息也叫"左右交替呼吸法"，是最基本的调息练习，它通过用左右鼻孔交替式呼吸的方法，清理左右经脉，让生命之气畅通地流动。

建议练习时间：早上7点
方便系数：★★★★
呼吸方式：完全式呼吸
练习次数：10次

PLEASE FOLLOW ME

漂亮妈妈有氧功效：

🍃 增加血液中的含氧量，促进血液和淋巴的循环，清除血液中的毒素，给身体充足的氧气供应，从而滋养全身。

🍃 清理由鼻至肺的整体呼吸系统，使人精神焕发、平和宁静，让人不论在心理上还是生理上均处于正常的健康状况，对消除孕期焦虑有极好的效果。

🍃 经常进行还可以提高免疫力，预防各种呼吸道疾病。

🍃 改善食欲，帮助减轻妊娠反应，预防孕期高血压、糖尿病以及便秘。

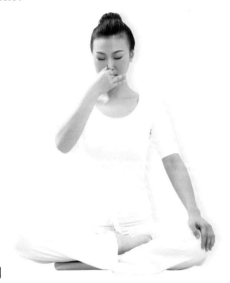

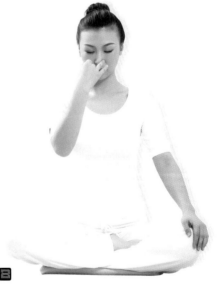

STEP 1: 以舒适坐姿坐好，背部挺直，闭上双眼放松，逐渐把注意力集中在呼吸上。伸出右手，弯曲食指和中指，大拇指和无名指抵于鼻翼两侧；大拇指压住右鼻孔，左鼻孔吸气。

STEP 2: 接着，用无名指压住左鼻孔，以右鼻孔呼气；然后，以右鼻孔吸气，压住右鼻孔，以左鼻孔呼气，这是一个回合。可做25个回合。

练习要诀：清理经络调息的整次呼吸过程是缓慢、稳定而深长的。在练习的过程中，吸气时要使气体充满双肺，呼气时尽量呼出全部空气，注意不要太用力。

2.缓解妊娠疲劳：快乐婴儿式

● 孕期会产生疲劳，期间可以练习快乐婴儿式来缓解疲劳。需要注意的是怀孕7个月以后不可以再练习此动作。

PLEASE FOLLOW ME

建议练习时间：
早上7点、中午1点或睡前
方便系数：★★★★★
呼吸方式：腹式呼吸
练习次数：4次

漂亮妈妈有氧功效：

🐾 消除疲劳之余，还能放松神经、治疗失眠，提高睡眠质量。

🐾 帮助准妈妈伸展髋部和骨盆，改善便秘症状，帮助生产。

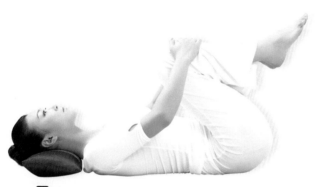

1

STEP 1： 仰卧，吸气将双腿向上屈膝，双手抱住膝盖。

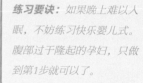

练习要诀： 如果晚上难以入眠，不妨练习快乐婴儿式。腹部过于隆起的孕妇，只做到第1步就可以了。

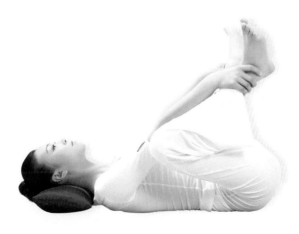

2

STEP 2： 呼气时，双膝分开，双手抓住双脚脚踝，让膝盖靠近腋窝，注意不要挤压腹部。保持这个姿势，自然呼吸，以感觉舒适为宜，然后双脚放回地面，双膝弯曲，放松。

3.缓解孕吐：束角坐瑜伽身印

* 头部以控制莲花式的姿势向前弯曲，直到碰触地面的体式被称为"瑜伽身印"。

建议练习时间：
上午8点或下午4点
方便系数：★★★★★
呼吸方式：腹式呼吸
练习次数：5~8次

PLEASE FOLLOW ME

漂亮妈妈有氧功效：

🌿 增强肠胃蠕动，清理肠胃，缓解孕吐。

🌿 使大肠积累的废物向下运行，有助于缓解便秘、增强消化功能。

🌿 加强子宫机能。

🌿 双手在背后合十，可以扩展胸部并增大肩膀的活动范围。

🌿 减缓心率、安定神经、平复情绪。

练习要诀： *体会到肩膀和背部的温热。如果双手于背后不能合十，可双手互抱手肘完成体位。*

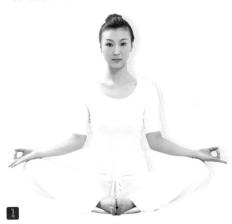

STEP 1: 将双腿盘束脚坐，坐好。

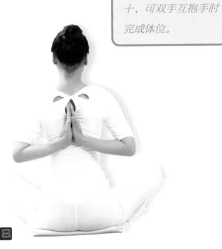

STEP 2: 双手在背后合十。

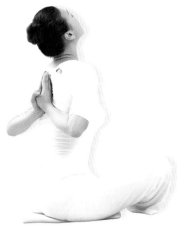

STEP 3: 姿势保持不变，吸气，头向后仰。

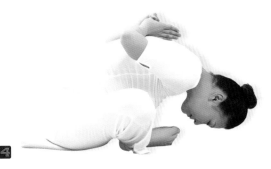

STEP 4: 呼气，上身缓缓前倾，放松脖颈，前额尽量贴近地面，保持3~5个深呼吸。吸气时，缓缓地向上起身，呼气，还原手臂放松全身。

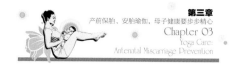
4.缓解乳房胀痛：坐立鹰式

* 坐立鹰式是增强协调感的一个极佳姿势。乳房胀痛或发麻是妊娠的最早迹象之一，出现这种情况，准妈妈要练习能够伸展和强健胸部的体式。

PLEASE FOLLOW ME

建议练习时间：
早上7点、中午1点或下午3点
方便系数： ★★★★★
呼吸方式： 腹式呼吸
练习次数： 4次

漂亮妈妈有氧功效：

* 双臂交叉环绕时胸部会不由自主地向内夹紧，这样能让胸部更加集中，防止外扩。

* 加强胸肌的力量，使胸肌为乳房组织提供足够的力量支撑，帮助乳房维持挺拔之姿。

* 灵活膝关节，加强双腿肌肉群力量，美化双腿线条。

练习要诀： 如果肩关节僵硬，则尽量保持掌心相对。平衡力不佳者要注意后仰时身体的协调能力，以防无法收回身体。

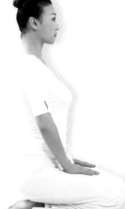

STEP 1: 以舒服的姿势跪坐，双手掌心向下放于大腿上，目视前方。

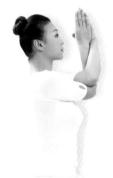

STEP 2: 左臂上右臂下，双臂交绕，双掌相对。

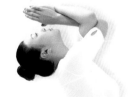

STEP 3: 双臂保持环绕状态，吸气，手臂尽可能向上抬高；呼气，头部后仰，保持3~5个深呼吸。

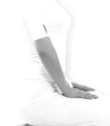
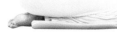

STEP 4: 吸气，上半身转正，呼气，身体还原至初始跪姿。

5.扩展胸部：肩部伸展式

肩部伸展式是站立伸展的动作，它可以很好地打开胸腔并放松肩部，且难度较低，非常适合孕早期的准妈妈练习。

PLEASE FOLLOW ME

建议练习时间：
上午9点、下午3点或晚上7点
方便系数：★★★★
呼吸方式：腹式呼吸
练习次数：3次

漂亮妈妈有氧功效：

- 很好地扩展胸部，缓解肩部紧张感。
- 消除疲劳，恢复精力。
- 向下伸展肩部时，使脊椎得到了非常好的锻炼，有助于增强神经活力。

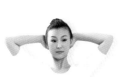

STEP 1: 微屈膝站立，双腿分开稍宽于肩。双手屈肘置于脑后。吸气，使两肘部尽量向脸颊靠拢。呼气，将两肘部尽量向背后打开，重复几次。

STEP 2: 下半身保持不动，双手合十放于头顶，向右推动肘部，再向左推动肘部，重复几次。

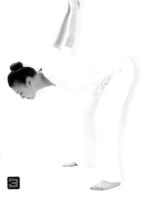

STEP 3: 身体向前弯曲，双手合十尽量向头后伸展。注意保持屈膝和背部挺直，保持3~5个深呼吸。

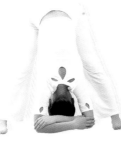

STEP 4: 放松双手，交叉互抱双肘，身体慢慢地向下伸展放松，以身体感觉舒适为宜，不要勉强，保持深长的呼吸。

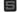

STEP 5: 手臂放松，弓背缓缓向上起身还原至初始站姿。让手臂在身体两侧轻轻地摆动，重复几次。

> **练习要诀：** 准妈妈在做动作时，要在身体允许的范围内进行有限的伸展练习。在练习的过程中，稍微弯曲膝关节，可以避免伸展时背部拱起。

6.缓解肩颈酸痛：金刚坐牛面式

牛面式因为动作完成后酷似牛脸而得名。产后练习此式，能疏通胸腺，促进乳汁分泌，并有效防止乳房下垂。

PLEASE FOLLOW ME

建议练习时间：
早上7点、中午1点或下午5点
方便系数：★★★★★
呼吸方式：腹式呼吸
练习次数：2次

漂亮妈妈有氧功效：

➭ 加强背部肌肉，灵活腕、肘、肩关节，矫正肩背的歪斜，使背部更加挺直。

➭ 使胸部得到完全的伸展。

➭ 预防失眠，解除疲劳与压力。

➭ 增强盆骨与膝关节的弹性。

练习要诀： 在练习时，要保持空腹，把意识力集中在胸部。如果肩部僵硬，两手互相够不到，可以用抓住毛巾两头的方法来代替或做单边，即一手扶住弯曲手的手肘。

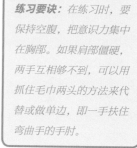

STEP 1: 以金刚坐坐好，调整呼吸。

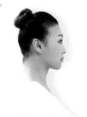

STEP 2: 吸气，右臂上伸，屈肘；呼气，左手扳右肘，尽量让右手放低至两个肩胛骨之间。左臂向背后屈起，两手手指相扣。挺直脊背，目光平视，保持3～5个深呼吸。

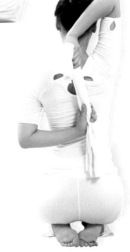

STEP 3: 松手甩动放松。换另一侧继续练习，如果两手手指不能相扣则可以借助毛巾或瑜伽带。左右各练习3次。

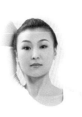

7.加强背部与腹部力量：桌子式

* 桌子式是一个人人都能完成的体式，对腹部肌肉群和肠道非常有益，在妊娠的最初几个月非常适用。

PLEASE FOLLOW ME

建议练习时间：
早上7点、下午2点或晚上8点
方便系数：★★★
呼吸方式：腹式呼吸
练习次数：6次

漂亮妈妈有氧功效：

- 锻炼腹部肌肉群，强健腹部肌肉。
- 矫正体态，预防腰痛。
- 缓解腰椎间盘突出，消除腰部紧张。
- 使骨盆区域得到锻炼。
- 按摩腹部器官，改善食欲，缓解便秘。
- 放松双腿肌肉，拉伸腿部后侧的肌肉及韧带。

练习要诀： 为了保持身体稳定，建议俯身时扶着椅子完成动作，避免跌倒。上半身向下倾斜时，背部不要弓起，腹部要收紧，双腿伸直，始终保持双臂肌肉的紧张感。柔韧性欠佳的准妈妈可以将双腿稍微打开。

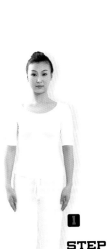

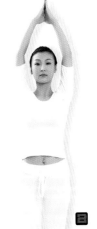

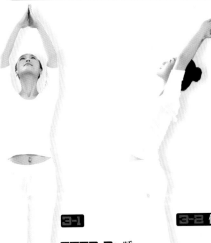

1

STEP 1： 站立，双腿伸直并拢，双臂自然垂于体侧。

2

STEP 2： 双手合十于胸前，吸气，高举过头，保持腰背挺直。

3-1

STEP 3： 呼气，头后仰，眼睛向上看。

3-2 侧面

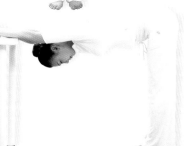

4

STEP 4： 以胯骨为支点，呼气，上半身向前弯腰，双手搭放于桌子上，让上半身与地面保持平行，保持3~5个深呼吸。吸气，腰腹部用力，上半身缓缓还原至初始站姿，呼气，放松。

8.消除腿痛：仰卧举腿式（靠墙）

仰卧举腿式是一个对于腿部和腹部减肥非常好的练习。准妈妈在练习这个体式时，需要靠墙仰卧，注意保护好腹中的胎儿。

PLEASE FOLLOW ME

建议练习时间：
早上7点、中午1点或下午4点
方便系数：★★★★
呼吸方式：腹式呼吸
练习次数：2次

漂亮妈妈有氧功效：

🌿 锻炼双腿肌肉，消除腿痛，预防静脉曲张。

🌿 能有效按摩腹部器官，滋养内部脏器，刺激肠胃，提高消化功能，消除便秘，缓解胃部胀气等。

🌿 能有效放松髋部，加强腰腹部的力量。

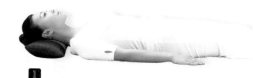

STEP 1: 仰卧，身体贴紧地面，两腿伸直，掌心贴地。

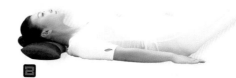

STEP 2: 吸气，腰腹部用力，慢慢向上抬起双腿，与地面成45°。保持顺畅的呼吸，保持2～3个深呼吸。

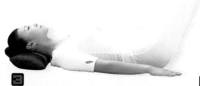

STEP 3: 如果可以的话，继续将双腿向上抬起，与地面约成60°。坚持2～3个深呼吸。

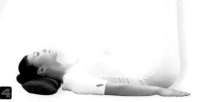

STEP 4: 尽量坚持继续向上抬双腿，直至与地面垂直。保持自然的呼吸，维持此姿势约3～5个深呼吸。呼气，双腿缓缓向下还原至地面，全身放松，深呼吸。

练习要诀： 准妈妈如果无法一次完成上面的三个动作，那么就分三次做这个动作，间隔时间休息，以自己身体能够承受为准则，千万不可以强行运动，以免影响腹中的胎儿。

9.强化骨盆: 蝴蝶式

* 蝴蝶式也称"束角式"。孕早期经常练习蝴蝶式, 可以使髋关节和骨盆周围的肌肉变柔软, 强化骨盆, 分娩时骨盆更容易打开。

PLEASE FOLLOW ME

建议练习时间: 早上7点、下午2点、晚上7点或睡前

方便系数: ★★★

呼吸方式: 腹式呼吸

练习次数: 5次

漂亮妈妈有氧功效:

🌿 伸展和强化骨盆底肌肉, 扩展髋部, 减少分娩的痛苦。

🌿 预防和缓解坐骨神经痛, 防止疝气。

🌿 促进腹部血液循环, 加强下背部、骨盆的血液流通。

🌿 强健大腿内侧肌肉, 预防小腿静脉曲张。

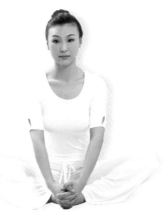

1

STEP 1: 束角坐姿, 两脚掌相对并拢, 双手食指交叉环抱脚尖。将双脚脚后跟尽量靠近会阴部位, 挺胸收腹, 放松肩膀, 注意保持腰背挺直。

> **练习要诀:** 在练习的过程中, 不要过于用力以免肌肉很快疲劳。循序渐进地练习, 才能更好地伸展肌肉、强化骨盆。

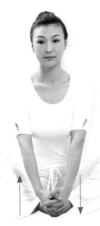

2

STEP 2: 均匀地呼吸, 双膝如蝴蝶拍动翅膀一样向上、向下运动。向下运动时使双膝尽量靠近地面, 感受大腿内侧韧带的伸展。

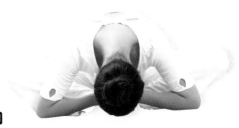

3

STEP 3: 呼气时, 屈肘, 上半身向前、向下舒展, 收下巴, 低头, 尽可能让前额贴近地板。注意不要弯曲脊椎, 保持自然的深呼吸, 尽可能多坚持一会儿。

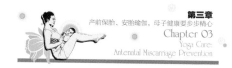

10.滋养生殖系统：仰卧束角式

仰卧束角式是一个放松的体式，在孕期和经期都可以经常练习。孕早期，准妈妈要经常休息，在休息时不妨多练习仰卧束角式。

PLEASE FOLLOW ME

建议练习时间：
早上7点、中午1点或睡前
方便系数：★★★★★
呼吸方式：腹式呼吸
练习次数：4次

漂亮妈妈有氧功效：

- 滋养生殖系统。
- 放松身体，恢复体力。
- 打开膝关节，平和情绪。

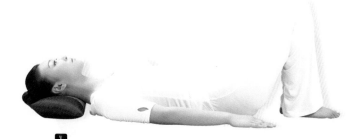

STEP 1: 仰卧，双腿伸直并拢，双手放于身体两侧，掌心贴地。吸气，向上曲膝，双脚脚后跟靠近臀部。

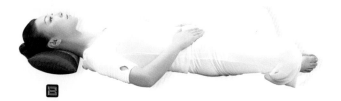

STEP 2: 缓缓地呼气，慢慢将双膝向两侧打开，直至大腿和膝盖贴近地面，脚掌心自然相对，尽可能做到自己的极限。

练习要诀： 如果因膝盖离地太高而感到不适，可以在膝盖下放置瑜伽砖支撑；如果腰椎悬空离地，也可以在腰背部垫上抱枕。

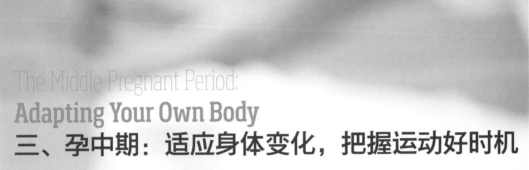

The Middle Pregnant Period:
Adapting Your Own Body
三、孕中期：适应身体变化，把握运动好时机

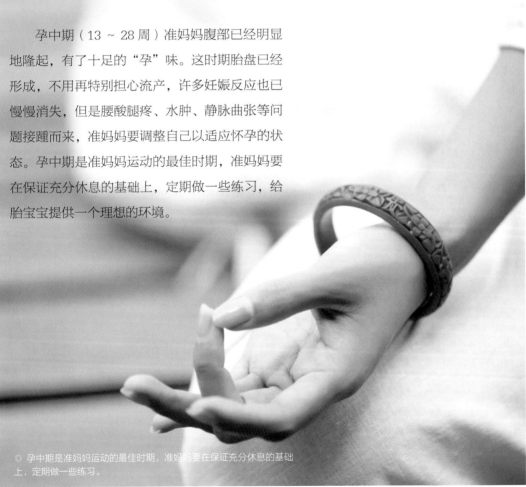

孕中期（13 ~ 28 周）准妈妈腹部已经明显地隆起，有了十足的"孕"味。这时期胎盘已经形成，不用再特别担心流产，许多妊娠反应也已慢慢消失，但是腰酸腿疼、水肿、静脉曲张等问题接踵而来，准妈妈要调整自己以适应怀孕的状态。孕中期是准妈妈运动的最佳时期，准妈妈要在保证充分休息的基础上，定期做一些练习，给胎宝宝提供一个理想的环境。

◎ 孕中期是准妈妈运动的最佳时期，准妈妈要在保证充分休息的基础上，定期做一些练习。

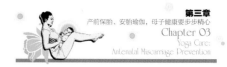

1.解决妊娠抽筋：拐杖式

* 孕中期后，胎儿发育迅速，会从母体吸收更多的钙。如果准妈妈摄取的钙不足，会导致腿部抽筋，因此这个姿势同样适合孕中期和孕晚期的准妈妈。

PLEASE FOLLOW ME

建议练习时间：
上午8点、下午3点或晚上7点
方便系数： ★★★★
呼吸方式： 腹式呼吸
练习次数： 1~3次

漂亮妈妈有氧功效：

- 有效锻炼腿部肌肉，增强腿部力量，预防和缓解腿部抽筋。
- 灵活双肩，缓解肩背疼痛。
- 强健膝关节。
- 调节呼吸系统，使呼吸更加顺畅。

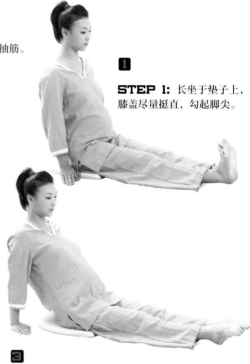

1

STEP 1： 长坐于垫子上，膝盖尽量挺直，勾起脚尖。

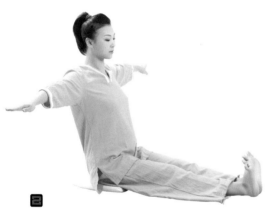

2

STEP 2： 吸气时，手臂向两侧打开，挺胸，放松肩部肌肉。

3

STEP 3： 呼气，将双手放于臀部后方支撑，双手打开与肩同宽，指尖指向脚趾的方向。挺直腰背，眼睛看脚趾，同时绷起脚背。保持深长的腹式呼吸。

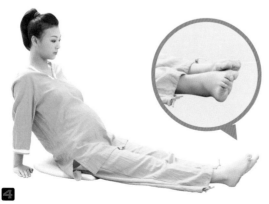

4

STEP 4： 自然地呼吸，将双脚按顺时针、逆时针的方向旋转放松。

> **练习要诀：** 如果在地板上练习，最好垫上一个防滑的软垫，以减少久坐对尾骨的伤害。另外，如果准妈妈患有脚踝松软症或者脚踝刚刚被扭伤，就不要练习这个体式。

2.改善尿频：直立式（靠墙）

* 直立式意味着自我身心合一，给身体带来平衡，让身体与心智和呼吸相互协调。这个姿势保持的时间越长，身体感觉越平静。

建议练习时间：随时
方便系数：★★★★★
呼吸方式：腹式呼吸
练习次数：8次

PLEASE FOLLOW ME

漂亮妈妈有氧功效：

🍃 强健双腿，有效地改善孕期腰酸腿疼、尿频等症状。

🍃 保持孕期体态稳定，矫正不良姿势。

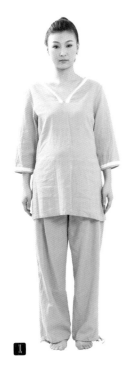 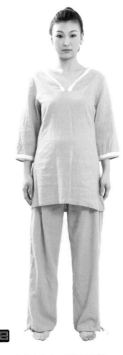 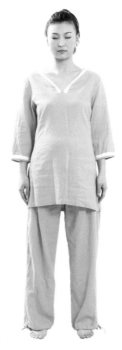

1

STEP 1： 保持基本站姿，腰背挺直。

2

STEP 2： 双脚平行分开站立，感觉身体重心均匀平分于两脚上。

3

STEP 3： 闭上双眼，膝盖放松，舌头平放在口腔底部，不要抵住上腭。正常呼吸，保持1分钟，然后睁开双眼。

练习要诀： 在练习的过程中，要保持平稳的呼吸，感受不舒适和压力都释放出来的畅快。

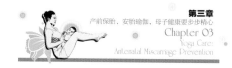
3.消除便秘：*步步莲花式（靠墙）*

* 整个孕期都可以做这个体式，孕晚期练习则有利于减轻分娩时的痛苦，促进分娩顺利进行。产后练习，则能及早祛除子宫瘀血。

PLEASE FOLLOW ME

建议练习时间： 早上7点或晚上9点
方便系数： ★★★★
呼吸方式： 腹式呼吸
练习次数： 3~5次

漂亮妈妈有氧功效：

🍃 温和地按摩腹部器官，预防和缓解便秘。

🍃 强化大腿肌肉，加速血液循环，强壮双膝。

🍃 强壮腹肌、背部和腰骶椎。

🍃 有利于分娩，对产后身材恢复也有帮助，尤其是对纠正产后子宫移位有很好的效果。

🍃 增强体质，预防感冒。

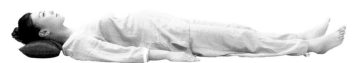

1

STEP 1: 仰卧，双手自然放于身体两侧，掌心贴地。

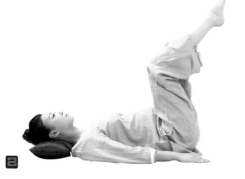

2

STEP 2: 吸气，双腿向上抬起，屈膝，大腿和小腿约成90°。

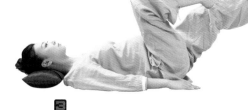

3

STEP 3: 呼气，绷起脚背，将右侧大腿靠向胸部。

4

STEP 4: 保持自然的呼吸，双腿做蹬自行车状。练习数次后，吸气，双腿向上伸直；呼气，双腿慢慢向下还原，仰卧休息。

> **练习要诀：** 在练习的过程中，注意不要挤压腹部。做完后，放松身体，直到呼吸恢复正常为止。

4.赶跑手臂水肿：简易拉弓式

坐姿练习对臀部的关节活动非常有益，能使臀部放松，而柔软的臀部会使分娩更加轻松，也能有效地改善手臂水肿的症状。

PLEASE FOLLOW ME

建议练习时间：
早上7点、下午4点或晚上9点
方便系数：★★★★
呼吸方式：腹式呼吸
练习次数：2次

漂亮妈妈有氧功效：

🌿 拉伸手臂，有效改善手臂水肿，还有助于美化手臂线条。

🌿 增加肋骨空间，减轻腹部压力，使胎儿更加舒适地伸展。

🌿 强健胸部肌肉，使其更好地支撑准妈妈丰满的双乳，预防胸部下垂。

练习要诀： 在练习的过程中，可以用一个柔软的垫子垫在弯曲的膝盖下方，帮助准妈妈更好地伸展。如果伸展的手臂抓不到同侧的大脚趾，可以用手背抵住大腿内侧，以感觉舒适为宜。

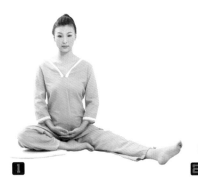

STEP 1： 坐在地板上，腰背向上挺直，双腿大大分开。弯曲右膝，右脚放在左大腿内侧，脚后跟抵住会阴处，双手相叠，自然放于腹部。保持平稳的呼吸。

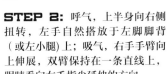
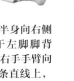

STEP 2： 呼气，上半身向右侧扭转，左手自然搭放于左脚脚背（或左小腿）上；吸气，右手手臂向上伸展，双臂保持在一条直线上，眼睛看向右手指尖延伸的方向。

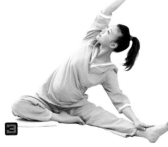

STEP 3： 呼气，右手手臂左侧下压，自然的深呼吸，感觉右侧腰部肌肉的拉伸。

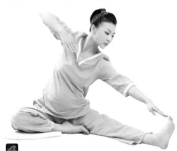

STEP 4： 保持这个姿势的基础上，弯曲右肘并向后伸展右大臂，做拉弓箭的姿势，使右肘和左臂呈一条直线，转头，眼睛看左脚脚趾。保持深长呼吸，停留3~5个深呼吸。

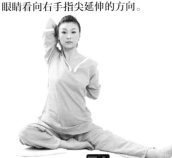

STEP 5： 呼气时，放松手臂，起身回正上半身。保持自然呼吸，向上伸展右臂，向后屈肘，同时向后弯曲左肘，双手手指在背后脊柱的位置相扣。如果手指不能相扣，则可以借助毛巾。

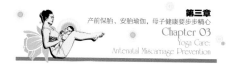

5.缓解腿部水肿：简 易 战 士 式

* 练习简易战士式时，需要用辅助椅。这个体式由战士二式、战士一式这两个经典的瑜伽体式组合而成。

PLEASE FOLLOW ME

建议练习时间：
上午9点、下午2点或晚上9点
方便系数： ★★★
呼吸方式： 腹式呼吸
练习次数： 3次

漂亮妈妈有氧功效：

* 强健脚踝，使双腿肌肉变得更加柔软，并且能够有效地缓解腿部水肿。
* 增强双腿的力量，使准妈妈更好地支撑腹部。
* 扩展胸部，缓解乳房胀痛。
* 增强内脏器官功能；帮助准妈妈缓解肩膀僵硬。

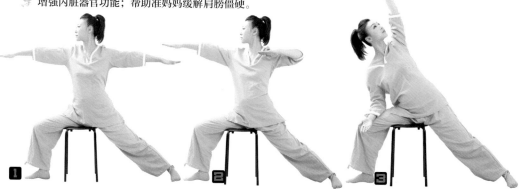

1 STEP 1: 小心地坐在椅子上，双腿尽量打开。向右转动身体的同时伸展左腿，双臂侧平举打开呈一条直线，平行地面，眼睛看向右手方向，保持3~5个深呼吸。

2 STEP 2: 右手不变，左臂曲肘，使左臂与左腿呈一条直线。转头向上看，感觉左侧腰身的舒展，拉伸。

3 STEP 3: 呼气，放松还原手臂，身体回正，再次侧平举打开手臂，呼气，弯曲左肘的同时头转向右侧，眼睛看向右手延伸的方向，保持3~5个深呼吸。

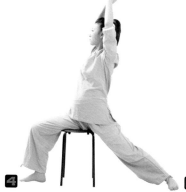

4 STEP 4: 吸气，身体转向右侧，同时双手在头上方合十，自然呼吸，感觉腰背的拉伸。

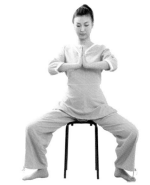

5 STEP 5: 吸气，身体回正。呼气，屈肘手臂缓缓向下还原于胸前，保持双手合十，平稳的呼吸。反方向继续练习。

练习要诀： 在练习的过程中，要使用结实的椅子来支撑身体，这不仅能方便准妈妈练习，还能减轻骨盆韧带的疲劳。必要时，将椅子贴近墙壁，以增强稳定性，另外，一定要注意安全。

6.淡化妊娠纹：阿帕那式

* 阿帕那式虽然简单，却是腿部和臀部参与运动的姿势，可以有效锻炼身体的协调能力，做起来非常舒适。适合孕早期、孕中期两个阶段练习。

建议练习时间：
早上7点、下午2点或睡前
方便系数：★★★★
呼吸方式：腹式呼吸
练习次数：6次

PLEASE FOLLOW ME

漂亮妈妈有氧功效：

🍃 收紧腹部肌肉，淡化妊娠纹。

🍃 快速排出体内的毒素，按摩腹部器官，促进胃部消化和吸收。

🍃 缓解背部疼痛和静脉曲张。

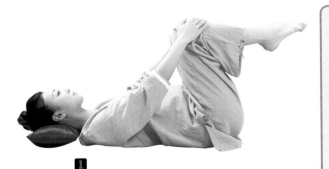

练习要诀： 在练习时，臀部要一直贴紧地面。如果觉得下背部疼痛，在抱住膝盖向胸前靠拢时，将背部紧贴于地面，这样有助于减轻疼痛。腹部过于隆起的准妈妈要小心，不要压迫到腹部。

STEP 1: 仰卧，将膝盖弯曲至胸前，双腿并拢，双手放在两膝上。

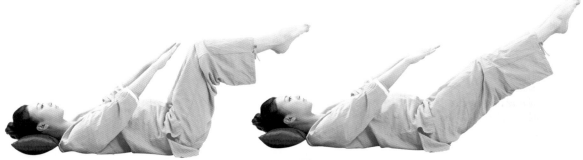

STEP 2: 深呼吸，呼气时，手臂和双腿同时向前向上伸展，尽量控制小腿与地面平行，绷脚背。保持2~3个深呼吸。

STEP 3: 如果身体允许，继续将双腿向前伸直，与地面成45°，和手臂保持平行。呼气还原至起始姿势，重复10~20次。

7.防止眩晕：树式

树式是用一条腿维持身体平衡的姿势。孕中期后，有些准妈妈会出现头痛、眩晕和眼花的症状。经常练习树式，可以抵制眩晕、平衡身心。

PLEASE FOLLOW ME

建议练习时间：
早上7点或晚上7点
方便系数：★★★★
呼吸方式：腹式呼吸
练习次数：3~4次

漂亮妈妈有氧功效：

- 增强身体的平衡力，预防和缓解孕期眩晕。
- 放松髋部，补养和加强腿部、背部的肌肉。
- 调整身体线条，防止胸部下垂。
- 改善体态，锻炼小脑，增强身体的稳定性。
- 培养专注力，平静情绪。

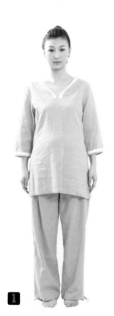 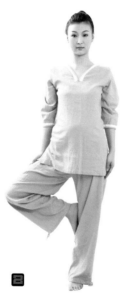 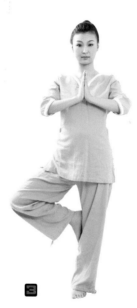 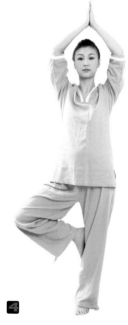

1

STEP 1： 站立，双脚并拢，腰背挺直，双手自然垂于体侧，目视前方。

2

STEP 2： 重心移至左腿上，向上屈右膝，右脚脚心放到左膝内侧。

3

STEP 3： 双手于胸前合十，大拇指交叉相扣，抵住心轮。

4

STEP 4： 吸气，手臂缓缓向头上方伸展，直至手臂完全伸直。保持动作3~5个深呼吸，感受身体的平衡，心灵的宁静。呼气时，还原最初姿势，换另一边练习。

练习要诀： 准妈妈在练习树式时，如果很难保持平衡，可以扶着椅子或靠着墙壁作为支撑进行练习。

8.消除副乳：束角坐坐山式

* 坐山式的功效包括了瑜伽坐姿的大多数功效。双臂伸展过头，手指相扣，腹部器官被向内拉伸，胸部得到完全扩展，能够有效地保健乳房。

建议练习时间：
早上7点、中午1点或下午4点
方便系数：★★★★★
呼吸方式：腹式呼吸
练习次数：4次

PLEASE FOLLOW ME

漂亮妈妈有氧功效：

* 完全扩展胸部，使胸部肌肉得到加强，保健乳房。
* 有助于养护神经，稳定情绪。
* 舒活肩关节，消除双肩僵硬。
* 缓解背痛，改正不良姿势，使更多氧气进入体内。
* 产后练习此体式，可以帮助治疗月经不调、子宫移位等病症。

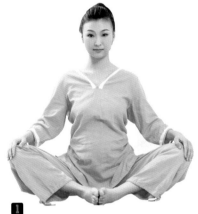

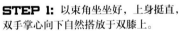

练习要诀：盘坐时如果感觉髋部不适，可以借助瑜伽砖进行练习。在练习的过程中，要始终保持腰背挺直。

STEP 1：以束角坐坐好，上身挺直，双手掌心向下自然搭放于双膝上。

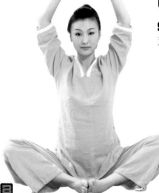

STEP 2：吸气，手臂伸展向头上方，双手十指交叉向上翻转，抬头挺胸，目视前方，保持腰背的挺直。

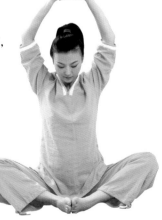

STEP 3：呼气，收下巴，低头，下巴抵住锁骨，眼睛看向胸部，手臂尽可能努力地向上伸展，保持自然的、伸长的深呼吸3~5个。缓缓吸气，抬头，翻转手掌心，屈肘向下还原手臂，放松全身于起始姿势。

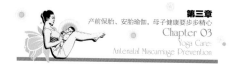
9.缓解孕期失眠：月亮式变体

月亮式变体是一个相对轻松的姿势，能够帮助准妈妈安定情绪、放松身体，也可以作为冥想练习前的准备姿势。

PLEASE FOLLOW ME

建议练习时间：
早上7点、上午11点或睡前
方便系数：★★★★★
呼吸方式：腹式呼吸
练习次数：3～5次

漂亮妈妈有氧功效：

- 很好地平复情绪，安定神经。
- 增强骨盆肌，放松坐骨神经，调节肾上腺功能。
- 放松肩、髋和膝等关节。
- 有助于预防和缓解便秘，强化消化系统，缓解坐骨神经痛。
- 对骨盆发育不全的妇女有利，可以改善性功能障碍。

> **练习要诀：** 在练习时，双膝可以更大地打开，以给隆起的腹部提供更大的空间。注意把意念放在脐轮、海底轮或者呼吸上。

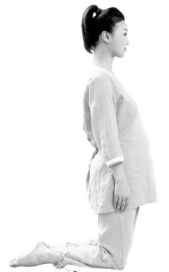

1

STEP 1: 双膝打开一肩宽，跪立（可在膝下放一个垫子），双手自然放于体侧，腰背挺直。

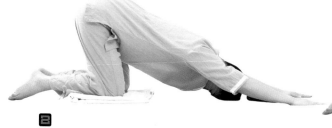

2

STEP 2: 吸气，手臂伸展向头上方；呼气，以髋骨为折点，手臂带动上半身向前向下俯身，直至前额着地，手臂自然前伸，保持3～5个深呼吸。

3

STEP 3: 保持此动作，屈肘双手相叠放于额头下，放松全身，自然地呼吸，约5～8个深呼吸后缓缓起身还原至初始姿势。

10.增强抵抗力：战士二式

* 趁胎儿在子宫里睡得安稳，准妈妈可以做这样大开大合的体式，但最好是借助凳子练习，并且动作要缓慢、轻柔、小心，为生产做好准备。

PLEASE FOLLOW ME

建议练习时间：
上午9点或下午2点
方便系数：★★★★
呼吸方式：腹式呼吸
练习次数：3次

漂亮妈妈有氧功效：

- 对背部、腹部和胯部都有益，可以锻炼全身肌肉。
- 增强抵抗力，预防感冒。
- 强化膝盖、脚踝，使大小腿肌肉变得柔韧，预防和缓解静脉曲张。

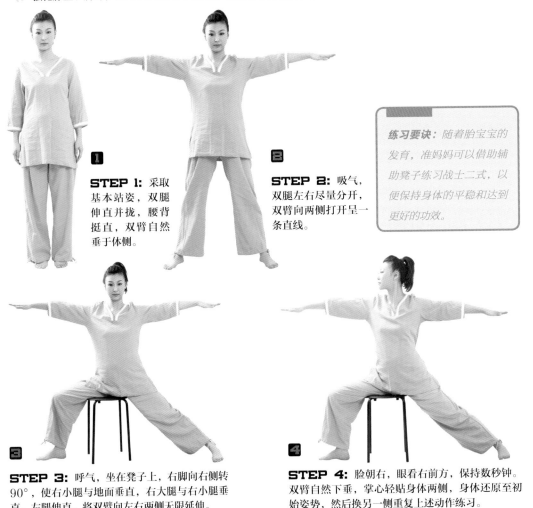

1 **STEP 1:** 采取基本站姿，双腿伸直并拢，腰背挺直，双臂自然垂于体侧。

2 **STEP 2:** 吸气，双腿左右尽量分开，双臂向两侧打开呈一条直线。

练习要诀：随着胎宝宝的发育，准妈妈可以借助辅助凳子练习战士二式，以便保持身体的平稳和达到更好的功效。

3 **STEP 3:** 呼气，坐在凳子上，右脚向右侧转90°，使右小腿与地面垂直，右大腿与右小腿垂直，左腿伸直，将双臂向左右两侧无限延伸。

4 **STEP 4:** 脸朝右，眼看右前方，保持数秒钟。双臂自然下垂，掌心轻贴身体两侧，身体还原至初始姿势，然后换另一侧重复上述动作练习。

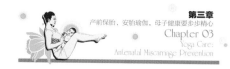
The Later Pregnant Period:
Perfect Preparations for the New Birth
四、孕晚期：细心呵护全身，迎接新生命降临

孕晚期由于腹部膨大，压迫供给下肢的血管，准妈妈的运动不能随心所欲了，但可以做一些促进血液循环、有助于顺利分娩的体式。这一时期准妈妈主要是为分娩做准备，因此要控制好自己的体重和情绪。在最后几周，胎儿变得非常活跃，准妈妈不要紧张，要从容等待宝宝的降临。

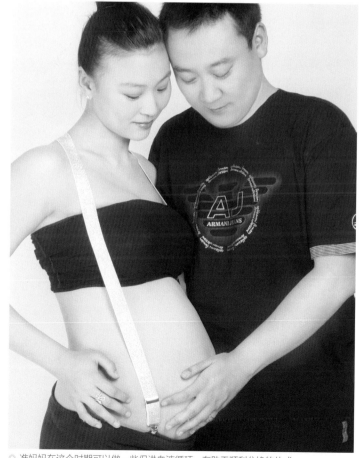

◎ 准妈妈在这个时期可以做一些促进血液循环、有助于顺利分娩的体式。

1.控制水肿：喷泉式（靠墙）

* 孕晚期，由于准妈妈激素分泌量增加，体内吸收更多的水分，容易导致水肿。喷泉式特别能放松身体，而且对改善下肢水肿有很好的效果。

建议练习时间：
上午8点、下午3点或晚上7点
方便系数：★★★★
呼吸方式：腹式呼吸
练习次数：2次

PLEASE FOLLOW ME

漂亮妈妈有氧功效：

🍃 帮助内脏器官和胎儿在重力压迫的状态中得到放松。

🍃 减轻静脉曲张和腿部水肿。

🍃 使身体恢复活力。

> **练习要诀：** 准妈妈把腿放下的时候，动作要轻柔、缓慢，双手支撑住身体，再慢慢起身坐起。

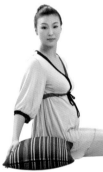

STEP 1： 长坐，双腿伸直并拢，右手撑在地面上（准妈妈们可准备一个抱枕）。

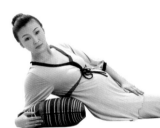

STEP 2： 身体向后慢慢地躺下（也可借助抱枕垫在下背部），将双腿抬起靠向墙面。

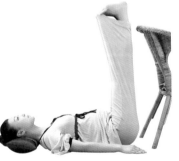

STEP 3： 双腿向上伸直，勾起脚尖，保持3~5个深呼吸。

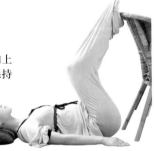

STEP 4： 呼气，屈膝，双腿并拢（大腿不要压迫到肚子），保持2~3个深呼吸。

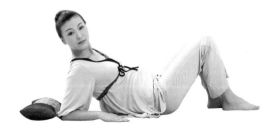

STEP 5： 呼气，屈膝，将双腿还原至地面上，回到初始坐姿，放松。

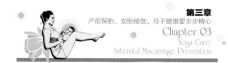
2.预防感冒：单腿背部伸展式

* 在练习单腿背部伸展式时，重点不在于是否能够触到脚趾，而在于保持弯身的姿势。这个体式能够很好地伸展脊柱，舒缓精神紧张，增强抵抗力。

PLEASE FOLLOW ME

建议练习时间：
上午9点、下午2点或晚上7点
方便系数：★★★
呼吸方式：腹式呼吸
练习次数：2次

漂亮妈妈有氧功效：

🌿 增强免疫力，防治感冒。

🌿 伸展脊柱，滋养脊柱神经，增强脊柱的灵活性。

🌿 向骨盆区域供应新鲜的血液，保持子宫的健康，有助于分娩以及产后恢复。

🌿 强壮肝脏和脾脏，使双肾、肝脏的活动更加旺盛，缓解胃胀和其他肠胃问题。

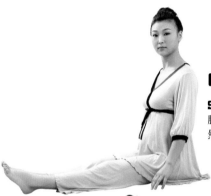

STEP 1： 长坐，双腿并拢伸直，双手自然垂放于身体两侧。

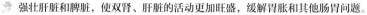

STEP 2： 曲左膝，将左脚放在右大腿内侧（或右膝内侧），吸气，双臂伸展向头上方。

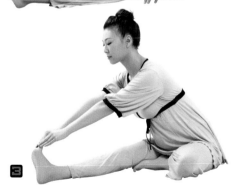

STEP 3： 呼气，手臂带动上半身，向前向下俯身，双手尽可能去抓右脚脚趾。

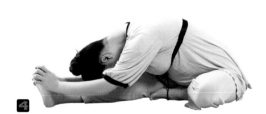

STEP 4： 保持自然的呼吸，俯身向下，让上半身贴近右腿。集中注意力，感觉腰背部肌肉的舒展和放松。然后换左腿继续练习。

练习要诀： 在练习时，以身体感到舒适为宜，不要过分拉伸或挤压到腹部。如果双手不能握住脚掌，让双手贴地自然伸展即可。

3.缓解乳房疼痛：胸部练习

准妈妈感觉乳房胀痛的时候不妨做做胸部练习，既能扩展胸部、缓解乳房胀痛，又能促进乳腺分泌。

PLEASE FOLLOW ME

建议练习时间：
上午8点、下午2点或睡前
方便系数：★★★★★
呼吸方式：腹式呼吸
练习次数：4次

漂亮妈妈有氧功效：

> 缓解乳房胀痛，促进乳腺分泌。

> 锻炼胸部肌肉，打开胸腔，有助于吸入更多新鲜的空气，为胎儿提供充足的氧气。

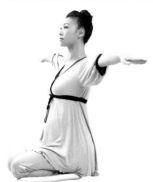

STEP 1: 采取金刚坐姿，保持腰背挺直。两臂向两侧平伸，掌心向下。

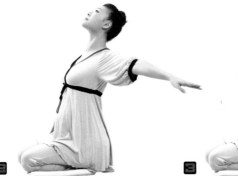

STEP 2: 吸气，肩关节向后放松，将双臂尽量向后张开，抬头挺胸，感觉胸腔的扩张。

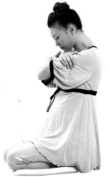

STEP 3: 呼气，低头含胸，双手交叉环抱。

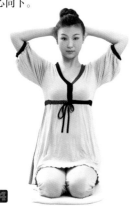

STEP 4: 吸气，抬头回正中，双手放于头后，十指交叉。

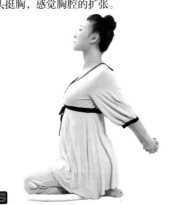

STEP 5: 将双手在背后十指交叉握拳，吸气时，手臂缓缓伸直，挺胸，抬头。

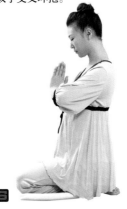

STEP 6: 呼气，松手还原。双手合十于胸前，收下巴，低头，闭上眼睛，深呼吸，彻底放松胸腔。

练习要诀: 在练习的过程中，不要弓背。可以在膝盖下方垫上垫子，以保护膝盖。

4.缓解腰背疼痛：仰卧靠墙运动

* 孕晚期，随着胎宝宝体重的增加，准妈妈的背部和腰部经常会感到酸痛，活动不如之前方便。练习这个体式能很好地舒缓腰背疼痛。

PLEASE FOLLOW ME

建议练习时间：
上午8点、下午2点或睡前
方便系数：★★★★
呼吸方式：腹式呼吸
练习次数：4次

漂亮妈妈有氧功效：

- 有效缓解背部疼痛。
- 放松全身，使身心舒服。
- 打开髋部，促进此区域的血液循环。
- 拉伸大腿内侧肌肉，防止腿部水肿。

练习要诀： 练习时间不要超过5分钟。只要感觉不舒服，就要侧身休息。

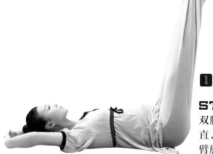

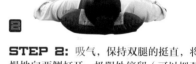

STEP 1： 仰卧，双腿借助墙，向上伸直，臀部贴地，双手臂放松置于头后方。

STEP 2： 吸气，保持双腿的挺直，将腿缓慢地向两侧打开，极限处停留（可以把双手放在大腿处，感觉大腿内侧肌肉的拉伸）。

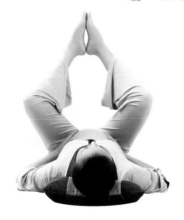

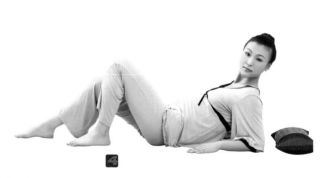

STEP 3： 呼气，弯曲双膝盖，让脚心相对（可靠墙完成），双手搭放在肚子上，感觉大腿和会阴部肌肉的拉伸运动。

STEP 4： 自然呼气，缓缓向下还原双腿，身体向左侧转，侧卧放松休息。

5.缓解骨盆底疼痛：蹲式

* 下蹲式对于准妈妈来说是一个极好的练习，对分娩和产后恢复大有裨益。

PLEASE FOLLOW ME

建议练习时间：
上午10点、下午4点或晚上9点
方便系数：★★★★
呼吸方式：腹式呼吸
练习次数：3次

漂亮妈妈有氧功效：

* 帮助打开胯部。
* 锻炼骨盆底肌肉的弹性，增强其力量，缓解骨盆底疼痛。
* 有助于产后尽快恢复身材。

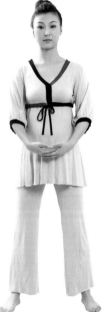 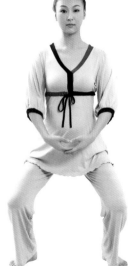 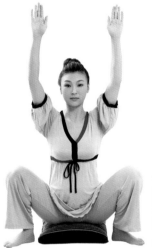 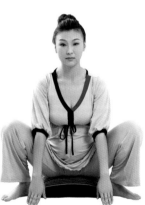

STEP 1: （可面向墙）站立，两腿打开一肩宽，脚尖向外，双手十指交叉放于脐下。

STEP 2: 吸气，伸展脊椎向上。呼气，缓慢地屈膝下蹲（这个时候，准妈妈们也可以手扶墙，来完成下蹲动作），做马步状。

STEP 3: 深呼吸，继续向下蹲坐，直至坐在地面上（准妈妈们，可在臀下放一个抱枕）。

STEP 4: 深呼吸，双手自然下垂，坐立放松休息。

练习要诀： 在练习的过程中，切记不要屏息，如果感觉吃力就停下来休息。不必蹲得太低，而且蹲下去起身时动作越慢越好，尽量感受大腿用力的感觉。

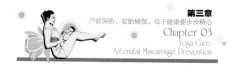
6.减少产前焦虑：金字塔式

* 金字塔式是一个强身效果极为显著的姿势，可以促进全身的血液循环，防治肌肉僵硬及由血液运行不畅而引起的身体肿胀。

PLEASE FOLLOW ME

建议练习时间：
上午9点或下午3点
方便系数：★★★★
呼吸方式：腹式呼吸
练习次数：2次

漂亮妈妈有氧功效：

🍃 通过下压加强腹部肌肉的力量，按摩腹部器官。

🍃 锻炼腿部肌肉和脚踝，缓解跟腱的僵硬和疼痛，美化腿部线条。

🍃 活动肩胛骨，预防和缓解肩关节炎；改善面部血液循环，使面色红润，皮肤细腻、光滑。

🍃 拉伸脊椎，锻炼坐骨神经。

🍃 躯干前倾，可以促进血液循环至脑部，增强脑细胞活力，提高脑部功能。

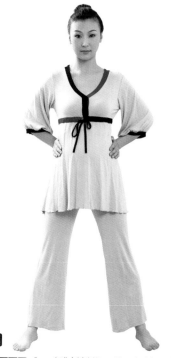

STEP 1: （准妈妈们，放一把椅子或抱枕于身体前）站立，双脚打开大约两肩宽，双手叉腰，腰背挺直。

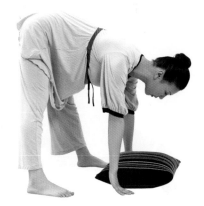

STEP 2: 感觉大腿内侧的肌肉和臀部肌肉收紧，以髋骨为折点，缓缓呼气，上半身向前向下俯身，双手放于地面伸向椅子或抱枕。保持背部的伸展，自然地深呼吸。

练习要诀： 在练习的过程中，膝盖不要弯曲，保持背部伸展，身体慢慢下压，保持平衡。

7.缓解产前阵痛：坐立休息式

坐立休息式是指双腿像坐角式那样打开，趴在椅子上或大抱枕上休息的姿势。它能够帮助准妈妈舒缓阵痛，恢复精力。

PLEASE FOLLOW ME

建议练习时间：
早上7点、下午2点或晚上9点
方便系数：★★★★★
呼吸方式：腹式呼吸
练习次数：4次

漂亮妈妈有氧功效：

- 缓解产前阵痛。
- 放松全身，使准妈妈精力旺盛。
- 伸展大腿肌肉，放松胯部，有助于减轻坐骨神经痛。

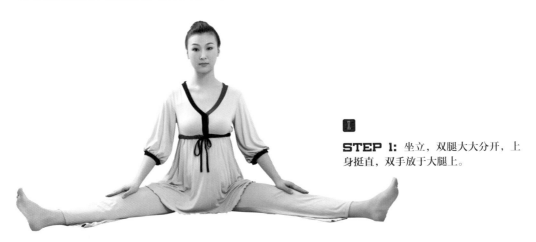

STEP 1： 坐立，双腿大大分开，上身挺直，双手放于大腿上。

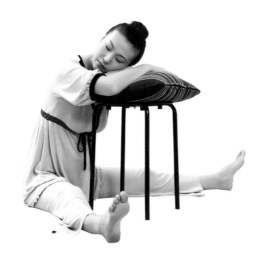

STEP 2：（准妈妈们放一个椅子于体前）双手放于椅子上，头一侧枕于手背上，闭上眼睛，深呼吸，舒展腰背部，双腿放松。

练习要诀： 在练习时，双腿打开的幅度以感觉舒适为准，不要勉强。

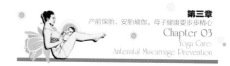
8.加强骨盆韧带：骨盆倾斜式

* 两腿放在椅子上的姿势有利于防治静脉曲张和消除腿部水肿，而倾斜骨盆的动作能够加强骨盆韧带，从而有助于分娩。

PLEASE FOLLOW ME

建议练习时间：
上午9点、下午2点或晚上9点
方便系数：★★★★
呼吸方式：腹式呼吸
练习次数：5次

漂亮妈妈有氧功效：

- 有效锻炼腰背部肌肉。
- 加强骨盆韧带，增强骨盆的可塑性，促进顺利分娩。
- 按摩腹部器官，防治便秘等孕期症状。

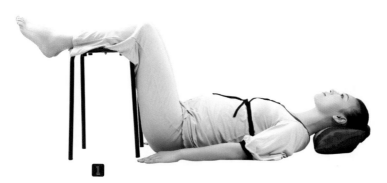

STEP 1: 仰卧，颈部下方放一个软垫，双腿屈膝，分开与肩同宽，将小腿搭放在准备好的椅子上。双手平放在身体两侧，掌心贴地。放松身体，闭上双眼，保持2～3次呼吸，让心态平和下来。

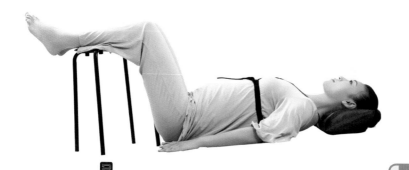

STEP 2: 吸气，双手用力抵住地板，将后腰后背向上抬起；呼气，收缩腹部，倾斜骨盆。保持均匀的呼吸，然后还原至初始姿势。

练习要诀：在练习的过程中，集中意识，保持均匀的呼吸。

9.缩短产程：敬礼式

* 敬礼式是一个非常有利于生产的体位，能够缩短产程，并且对双肩、双臂、双腿和双膝等处的神经都有益。

PLEASE FOLLOW ME

建议练习时间：
早上7点、下午2点或晚上7点
方便系数：★★★★
呼吸方式：腹式呼吸
练习次数：4次

漂亮妈妈有氧功效：

* 能够改善准妈妈的体态。
* 增强准妈妈的平衡感。
* 锻炼下腹部的肌肉群。
* 伸展颈项，放松双肩。
* 防治和缓解孕期便秘。

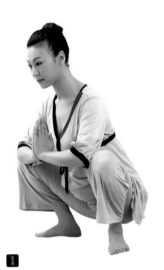

1

STEP 1: 双脚大大分开，屈膝小心地蹲下，尽量直立起上半身，双手合十于胸前（可以用双肘支撑开膝盖）。

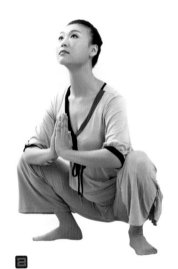

2

STEP 2: 深深地吸气，呼气时，向后伸展颈项，眼睛向上看，双肘向外推，借此尽量将两膝向外伸展，拉伸大腿内侧肌肉，停留3～5个深呼吸。

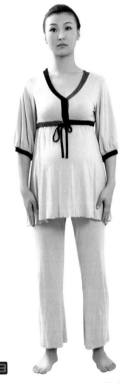

3

STEP 3: 反复练习数次后，慢慢起身，恢复至基本站姿。

练习要诀： 在练习的过程中，将膝盖充分地打开，有利于身体放松。把意识集中在臀、肩部，感受脊背的拉伸。

10.减轻分娩疼痛：**助产呼吸**

* 对即将临盆的准妈妈来说，呼吸的调节非常重要。如果掌握了正确的呼吸技巧，在分娩的过程中就能很大程度地消除分娩带来的紧张和恐惧。

PLEASE FOLLOW ME

建议练习时间：
早上7点、下午2点或睡前
方便系数： ★★★★★
呼吸方式： 腹式呼吸
练习次数： 10次

漂亮妈妈有氧功效：

- 调节呼吸系统。
- 促进血液循环。
- 改善心肺功能。
- 强健腹部肌肉。

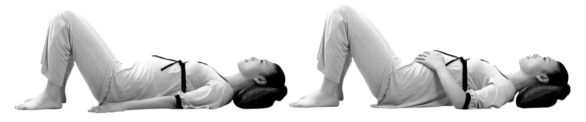

STEP 1: 仰卧平躺，双脚分开，双腿屈膝，双手平放于身体两侧，掌心向下。

STEP 2: 准妈妈们的双手放于腹部，深深地吸气、呼气，感觉新鲜的氧气正在源源不断地进入你的身体里，宝宝正在和你一起深呼吸。此时，要全身放松，不要产生任何紧张感。

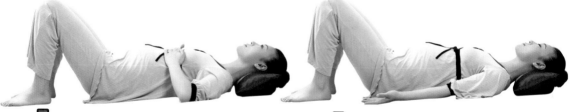

STEP 3: 将双手上移至胸部下方肋骨处，深呼吸，去感觉胸腔和肋骨的扩张。

STEP 4: 双手平放于身体两侧，掌心向上摊开。感觉身体的舒适、安逸、放松，闭上眼睛，感觉新鲜的空气正充盈整个肺部组织，呼气时，将身体的陈气、废气，排空排净。

练习要诀： 在练习的过程中，不要咬紧牙齿，舌头保持柔软并自然置于口腔底部。必要时盖上毛毯以保持身体的温暖。

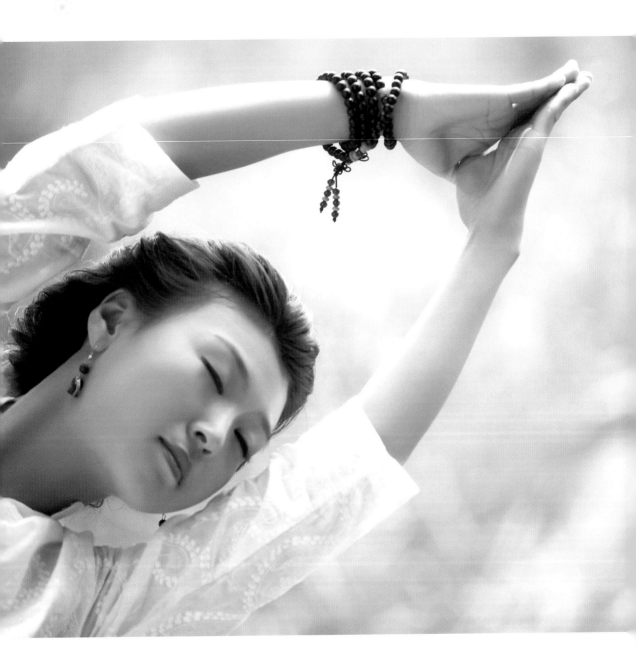

第四章

"燕"语心声，
辣妈晓燕的健康智慧

Chapter 04
Fashion Mom's New Ideas
about Beauty and Wisdom

养成规律的作息、良好的运动习惯，

加上均衡的饮食和积极乐观的心态，

这才能称为健康的生活方式。

整个孕期的饮食都很重要，

这与准妈妈及其胎儿的健康休戚相关。

准妈妈们要深谙饮食观念与营养学原理，

在美味中吃出健康！

The Right Food
for the Pregnant
一、孕妇菜谱，让你吃出健康好肤色

从计划怀孕到宝宝降生，要想准妈妈、胎儿都健康，合理的膳食非常重要。从怀孕开始，每月营养是关键，简单食材，经典食谱，轻松烹制，陪您一路好"孕"。

1. 孕早期这样吃，营养均衡又全面

孕早期，胎儿体积尚小，所需营养素的量也较少，但是准妈妈摄入的营养要全面，要多吃含有蛋白质、脂肪、钙、铁、锌、多种维生素的食物，确保宝宝的正常发育。这个时期一定要预防感冒与生病。

● 孕1月私房菜

怀孕第 1 个月，胎儿需要的营养虽然并不多，但也要请准妈妈们从现在就培养良好的饮食习惯，不挑食、不偏食，保持营养均衡，三餐定时定量，并多吃未加工处理过的食物，如五谷杂粮、新鲜蔬菜和水果等。在烹调的时候，要以保留食物的原味为主。在补充营养的同时，要特别注意，不要无意间吃下会导致流产的食物，例如大麦芽、薏米、马齿苋。

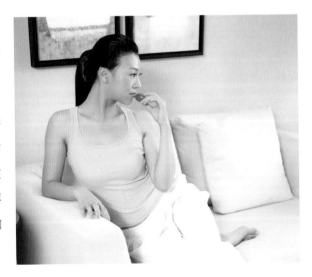

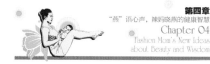

辣妈必备食谱：素炒南瓜

【材料】南瓜，红甜椒，油、盐适量

【做法】将南瓜洗净，去瓤和籽，切成小块；红甜椒去蒂和籽后，洗净，切成与南瓜大小相同的块。锅内放油，油热后将南瓜放入锅中翻炒至八成熟，放入红甜椒块、盐，炒熟即可。

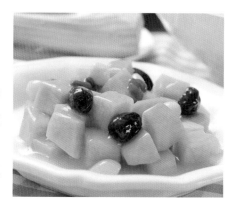

【好"孕"功效】补充蛋白质、胡萝卜素和维生素C。

◉ 孕2月私房菜

此时的准妈妈们普遍遇到的最大障碍是孕吐，会出现恶心、无食欲等症状，但请一定要保持食物的不断供给，可以选择少吃多餐的方法，同时，还可以选择一些开胃食物。在胃口不佳的情况下，也请您注意维生素E和氨基酸的摄取。维生素E在孕早期可以预防流产。在孕早期，如果氨基酸摄入不足，会导致胎儿发育迟缓、身体过小。最后还需提醒准妈妈要远离咖啡和可乐。咖啡因会影响铁的吸收，时间长了会引起贫血；而可乐中的咖啡因会使情绪兴奋，不稳定的情绪会危害到准妈妈和胎儿的健康。

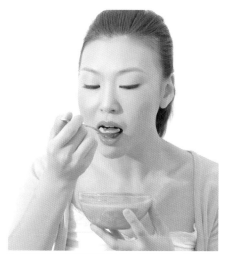

◎ 此段时期的准妈妈们适合吃一些蛋白质、维生素含量高的食品。

辣妈必备食谱：桂圆金米板栗粥

【材料】小米、玉米、板栗、桂圆、红糖各适量

【做法】先将小米、玉米淘洗干净；将桂圆、板栗去壳。然后将小米、玉米、板栗与桂圆一同入锅，加水适量，用大火烧开后转用小火煮成稀粥，粥熟后调入红糖即可。

【好"孕"功效】补充氨基酸和维生素E。

⊙ 孕3月私房菜

怀孕第3个月准妈妈们的身体变化虽然不大，但孕吐会达到高峰并在月末有所减轻。由于害喜反应，以及增大的子宫压迫腹部的消化器官，准妈妈们常会出现消化不良、食欲不振的情况，这时除了要少吃多餐外，还应尽量吃些易消化、新鲜的食物，避免吃油炸和辛辣的食物。此时期的准妈妈们适合吃一些蛋白质、维生素含量高的食品，如乳酪、牛奶、豆浆、蔬菜、水果、鸡蛋等。

辣妈必备食谱：草莓绿豆粥

【材料】绿豆、草莓、白糖各适量

【做法】将绿豆淘洗干净，用清水浸泡约4小时；草莓择洗干净，与泡好的绿豆一同放入锅内，加入适量清水，用旺火烧沸后，转微火煮至绿豆酥烂，加入白糖搅匀，稍煮一会儿即成。

【好"孕"功效】补充维生素 A。

2.孕中期这样吃，营养及时又充足

孕中期，由于胎儿迅速成长和发育，需要大量的营养素。除了及时地补充营养外，准妈妈还要和家人多交流，与胎儿多对话。每一次轻轻地抚摸、声音的交流对胎宝宝的发育都非常重要。

⊙ 孕4月私房菜

从本月开始，孕吐反应结束，准妈妈的食欲有所增强。此时的胎儿也处于迅速增长期，需要增加营养，要保证食物的质量，使营养均衡。蛋白质、钙、铁等营养成分对生成胎儿的血肉、骨骼起着重要作用，这个阶段对这些营养的需求量要比平时大得多。维生素 D 是促进骨骼生长的重要营养素，在本阶段对其需要量比平常多出4倍。另外，要少吃含糖食物，因为这些食物易引起发胖；少吃含盐多的食品，盐吸收太多会在孕后期引起水肿。饭量增加后，容易出现便秘，应多吃粗粮及新鲜的蔬果。切不可滥用泻药，以免引起子宫收缩而导致流产、早产等。

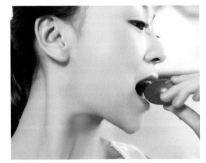

⊙ 此阶段孕妈妈要保证足够的营养。

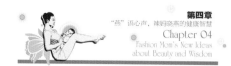

辣妈必备食谱:花生酱沙拉

【**材料**】花生米,西兰花,白糖、油各适量

【**做法**】将油锅烧热,洗净的花生米连红皮一起炒熟后,取出切碎,再用果汁机或研磨器将花生米磨成粉。接着,将菜籽油或橄榄油稍微加热盛出,与白糖、花生粉混合,做成花生酱。取适量西兰花,用开水焯熟后捞出,淋上调好的花生酱即可食用。

【**好"孕"功效**】补充维生素 D 和钙。

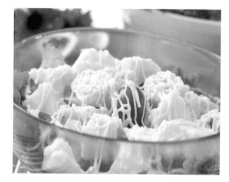

● 孕5月私房菜

怀孕第 5 个月,这时正是胎儿大量吸收母体营养的时期,胎盘和胎儿的发育都要增加血液量,所以准妈妈们要保证更多的铁供给,预防缺铁性贫血。另外,随着胎儿一天天长大,准妈妈们容易形成见好就吃的习惯,但大量进食、营养过剩容易导致胎儿过大,在生产中造成困难。所以准妈妈们应理智地合理搭配食物,一顿饭不要吃太饱,要少吃多餐。

◎ 豆制品富含钙,孕妈妈可以适当多食用。

辣妈必备食谱:酸奶布丁

【**材料**】牛奶、酸奶、百合粉、白糖、各色水果丁各适量

【**做法**】牛奶中加适量百合粉、糖煮化,凉凉后加入酸奶,倒入玻璃容器中混匀;加入各色水果丁后冷藏,以至凝固。

【**好"孕"功效**】补锌和钙。

● 孕6月私房菜

孕中期铁的补给很重要。准妈妈要注意合理安排饮食,有计划地增加摄入富含铁的食物。一般孕妇每日所吃的食物应含 20 毫克以上的铁;如果孕妇已经发生贫血,则每日要补充 40 ~ 60 毫克的铁。可以多吃一些动物肝脏、豆类、谷类、蔬菜和坚果。从孕中期开始,准妈妈的热能消耗量增加,要补充热能。同时,准妈妈们还需要补充足够的蛋白质、钙和磷。

还需提醒准妈妈的是，要控制体重和限制过多糖分的摄取，以防止妊娠高血压和糖尿病。

辣妈必备食谱：香脆三丝

【材料】卷心菜、胡萝卜、青椒、红尖椒各适量，花椒数粒，八角 2 ～ 3 瓣，盐、鸡精、植物油适量

【做法】将卷心菜、胡萝卜、青椒洗净，沥干，切成细丝，撒上盐，腌 5 ～ 10 分钟去掉生味，去掉余水，撒上鸡精，拌匀后装盘。八角掰碎，红尖椒切成细丝，同花椒粒一起放在小碗内；将烧热的植物油倒入小碗内，凉后再淋到菜丝上。

【好"孕"功效】补充各种维生素。

孕7月私房菜

孕期第 7 个月，孕妇患妊娠高血压综合征的风险增加，在饮食方面需要格外小心。特别注意不要多吃动物性脂肪，不要吃盐分高的食品，不要吃辛辣食物，应多吃新鲜蔬菜和水果。另外，随着胎儿机体和大脑的发育速度加快，对脂质及必需脂肪酸的需要增加，要注意及时增加植物油的摄入。烹调时可以适当增加所用植物油用量，平时还可以多吃些花生仁、核桃仁、葵花籽仁、芝麻等油脂含量较高的食物。

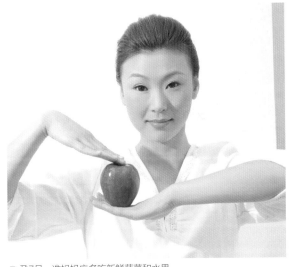

○ 孕7月，准妈妈应多吃新鲜蔬菜和水果。

辣妈必备食谱：红豆麦片粥

【材料】红豆、麦片各 30 克，白糖 1 匙

【做法】红豆与麦片一同煮粥，粥熟后加入白糖 1 匙搅匀。可以当作早餐，口味清淡。

【好"孕"功效】补充矿物质和维生素，可以有效地缓解便秘。

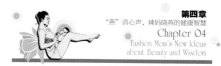

3.孕晚期这样吃，营养合理又健康

最后 3 个月是胎儿生长最快的阶段，保证足够的营养不仅可以满足宝宝的营养需求，还可以为准妈妈自身提供足够的能量，满足子宫和乳房增大、血容量增多以及其他内脏器官变化的需求。这个时期，准妈妈不能大鱼大肉，过量地进补，还要注意休息，保证每天卧床 10 小时以上，心情要舒畅，精神要放松。

● 孕8月私房菜

怀孕第 8 个月，准妈妈身体的基础代谢率和胎儿的生长速度都达到最高峰，准妈妈要实行 1 日多餐，尽量补足身体所必需的营养物质及能量。第 8 个孕月，胎儿开始在肝脏和皮下储存糖原及脂肪。这时除需要补充大量葡萄糖、脂肪外，还需要摄入一定量的必需脂肪酸，尤其是亚油酸。这个时期是婴儿大脑细胞增殖高峰期，大脑皮层增殖迅速，丰富的亚油酸可以满足胎儿大脑的发育所需。

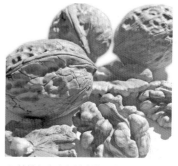
◎ 核桃仁中含有较多的亚油酸。孕妈妈可以适量的食用。

辣妈必备食谱：甘薯粳米粥

【材料】甘薯 1 个，粳米适量。

【做法】将甘薯洗净，去皮，切成块；粳米淘洗干净。锅置火上，加入适量清水、粳米、甘薯块，共煮成粥。

【好"孕"功效】健脾养胃、润肠通便。

● 孕9月私房菜

第 9 个孕月里，准妈妈们必须补充维生素和足够的铁、钙。在水溶性维生素中，以维生素 B_1 最为重要。缺乏维生素 B_1，易引起孕妇呕吐、倦怠、体乏，还会影响分娩时子宫收缩，引起产程延长，分娩困难。此时铁如果摄入量不足，会导致新生儿患缺铁性贫血。胎儿体内的钙一半以上是在孕期最后 2 个月储存的，因此这个月钙的摄入非常重

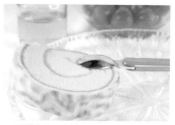
◎ 蛋糕含有一定的碳水化合物，孕妈妈加餐时可以食用。

要。如果钙的摄入量不足，胎儿就会动用母体骨骼中的钙，而导致孕妇发生软骨病。

辣妈必备食谱：柿子椒炒嫩玉米

【材料】玉米粒、柿子椒、盐、白糖、鸡精、油各适量

【做法】将玉米粒洗净；红绿柿子椒去蒂去籽洗净，切成小丁。锅内放油烧至七成热，放入玉米粒和少许盐，炒 2 ~ 3 分钟，加入清水少许，再炒 2 ~ 3 分钟，放入柿子椒丁翻炒片刻，加入白糖、盐、鸡精翻炒几下即可。

【好"孕"功效】除湿利尿，缓解妊娠后期的水肿和便秘。

● 孕10月私房菜

孕期第 10 个月保证营养尤其重要。这一阶段必须保证足够的营养摄入以供应宝宝生长发育，如果营养摄入不足，一方面会导致胎儿发育不良，另一方面孕妇也会发生贫血、骨质软化等营养不良症，并直接影响临产时的正常子宫收缩，导致难产。临产的孕妇应多吃富含碳水化合物的食物，以及富含铁的蔬菜（如紫菜、芹菜、海带、黑木耳等），保证足够的营养，并储备能量准备分娩。

辣妈必备食谱：紫苋菜粥

【材料】紫苋菜、粳米、香油、精盐、鸡精各适量

【做法】先将紫苋菜择洗干净，切成细丝。将粳米淘洗干净，放入煮锅内，加清水适量，置于火上，煮至粥熟时，加入紫苋菜、香油、盐、鸡精，再煮两三滚即可。

【好"孕"功效】清热止痢、助顺产。特别是产妇临盆时进食，能利窍、滑胎、顺产，为产妇临盆时的保健食品。

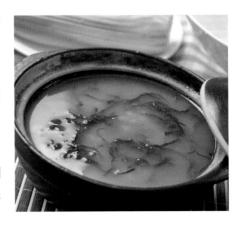

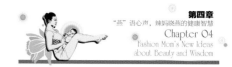

Pregnancy and Beauty
二、明星准妈妈都在用的美丽之道

很多爱美的女性一想到怀孕后身材走样、长妊娠斑和妊娠纹等，就会忐忑不安。谁说孕育就代表着拥有宝宝却牺牲美丽？准妈妈完全可以让孕育宝宝和保持美丽成为和谐的二重奏。看看赵薇、孙俪、小S吧，即便是身为人母后，她们依然保持宜人的体态和娇美的容颜。我们可以学习她们的美丽之道，做个美丽的准妈妈。

1. 准妈妈这样保养，时时保持少女美肌

妊娠期因为雌激素分泌的关系，皮肤变得敏感了，容易失去光泽或是变粗糙。准妈妈不要懈怠对皮肤的保养，要漂漂亮亮地度过整个妊娠期，这对产后皮肤的恢复也有帮助。

● 祛除角质

如果角质无法脱落而造成肥厚的角质层，即便是涂抹再好的保养品，肌肤也无法顺利吸收。因此，选择一款温和的去角质产品尤其重要。天然的去角质成分，例如矿物微晶或果核粉等，有助于消除皮肤的安全性隐忧；颗粒细腻的物理去角质或浓度比较低的化学剥落产品也值得参考；热敷后用毛巾或海绵按摩擦拭的纯物理去角质法，是久经时间考验的安全的皮肤柔滑法。但去角质的次数不可过于频繁，每周1次即可。

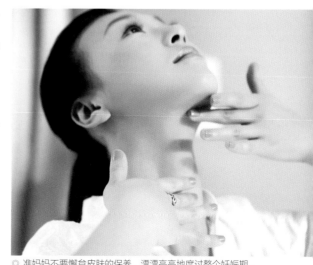

◎ 准妈妈不要懈怠皮肤的保养，漂漂亮亮地度过整个妊娠期。

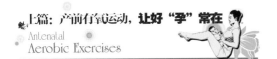

◉ 清洁

由于激素的变化，孕期准妈妈会满脸油光，因此要做好清洁工作，否则容易堵塞毛孔而引起长痘、黑头等问题。准妈妈要依据个人的肤质选择合适的清洁产品。正确的洗脸方法：挤出适量的洗面奶，双手揉搓使之充分起泡沫；从脸的中心朝外侧轻轻按抚，然后，用流动的水把泡沫冲洗干净；再用含有化妆水的化妆棉擦拭皮肤，再抹上护肤品。干性皮肤的准妈妈不要频繁地洗脸，用温和的洗面奶洗脸即可。

◉ 全天候补水

尽量选择以天然成分为主的护肤品，以减少对肌肤的刺激。沐浴时不应浸泡太久，否则容易造成皮肤脱水。不仅是脸部肌肤要补水，全身都要做好保湿工作。沐浴后，应该在全身涂抹润肤油。

◉ 使用专业的基础护肤品

尽量选择没有刺激成分、不含香料的补水和控油护肤品。还可以选择口碑好的正规品牌的化妆产品。

◉ 止痒

孕期反复出现暂时性的皮疹和瘙痒是正常的。准妈妈每次洗完澡后在瘙痒的部位涂上润肤霜，并轻轻地按摩，可以缓解瘙痒。平时要多喝水，多吃蔬菜和水果，以补充体内的水分。如果皮疹和瘙痒症状持续出现2天以上，一定要去医院就诊。

◉ 做好防晒工作

孕期本来就容易出现黄褐斑。如果不注意防晒，孕期由于激素水平的改变，在接触紫外线后就容易出现黄褐斑。因此，无论任何季节，准妈妈在出门前都要做好防晒措施，首先采用物理防晒法，即打遮阳伞、戴遮阳帽或墨镜等。也可以在出门前15分钟涂适量安全性能高、刺激性小、无香精香料成分的物理性防晒霜，但要记得回家后要把防晒霜清洗干净。

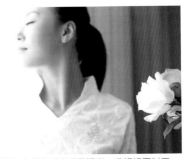

◎ 孕期本来就容易出现黄褐斑，准妈妈平时要注意防晒。

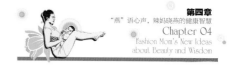

2. 准妈妈这样穿着，大胆秀出迷人"孕"味

由于准妈妈的体形发生很大的变化，皮肤也变得敏感，因而整个妊娠期准妈妈的着装不仅要美观大方，还要舒适、安全。

● 衣着穿出健康

孕早期，准妈妈的小腹还没有隆起，建议选择轻柔、吸水、透气的衣物。千万不要束腰，以免影响胎儿的健康。孕中期、晚期时，准妈妈的体形发生了明显的变化，在服装的选择上应该以不妨碍胎儿的生长发育为前提，以宽大舒适、透气性好、吸汗力强、防暑保暖以及穿脱方便为原则，可以结合个人的喜好选择衣服的颜色和款式。

色彩明艳的衣服穿起来显得精神振奋，有利于母体和胎儿的身心健康。选择色调明快、柔和甜美的服装，能让准妈妈的心情飞扬。款式上宜选择"A"字形款，准妈妈穿起来既能很好地体现出丰满的胸部线条，又能使隆起的腹部显得不太突出。面料宜选择透气、舒适、轻薄的质料，如纯棉、天然纤维、莱卡等。不要贴身穿羊毛类、羽绒类或腈纶类等化纤类衣服。

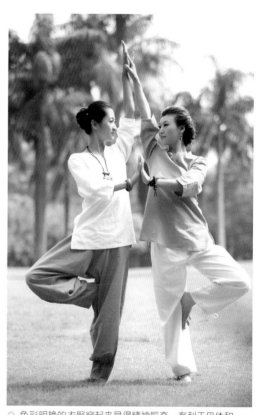

◎ 色彩明艳的衣服穿起来显得精神振奋，有利于母体和胎儿的身心健康。

选择孕妇装时，尤其是内衣，要以材质重于外观为标准。贴身的内衣必须选用纯棉或真丝的，以防引起皮肤过敏或乳汁分泌不足。在款式上要宽松，这样才能保证吸汗、舒适。胸罩最好依据怀孕的不同时期以及生活习惯来选择，其中，宽肩带、能调整胸围大小的棉质胸罩是个不错的选择。当准妈妈发现胸部有改变时，就要开始选择准妈妈胸罩。在怀孕后期可以考虑选择哺乳型胸罩，为产后哺乳做准备，而且可以为垫吸乳垫留出足够的空间。

由于产后妇女形体的改变较大，如腰、臀、腿等部位变粗，所以每个人都应该根据自身的条件，选择具有收腰、提臀作用的高腰中腿束裤、高腰收腰束裤、提臀修腿束裤、平角内裤等，注意切不可束得过紧。内裤的质地应是有弹性的、支数高而精密的纯棉针织面料，如纯棉和莱卡面料就有较强的支撑力与衬托力。不要再穿牛仔裤了，但背带裤是很好的选择。夏天也可以考虑穿孕妇裙。

● 选择合适的鞋子

怀孕 3 个月左右，很多准妈妈脚趾即开始水肿；怀孕 6 个月左右，脚水肿更明显；在分娩前夕，脚和腿水肿会加重。准妈妈体重增加，再加上水肿，走路时会难以维持身体的平衡。为了做好孕期保健，准妈妈应该选择合适的鞋子。

鞋跟要低。怀孕 3 个月后，应该穿行走比较方便的鞋子，最好穿后跟高度在 2 厘米左右的鞋子，因为鞋跟过高会增加准妈妈腰部和双脚的负担，加剧腰痛。

材料要轻便。怀孕后宜穿宽松、轻便、透气性好的鞋子，不要穿合成皮鞋和尼龙鞋，因为穿着不透气的鞋子会加重双脚的水肿。

透气性要好。准妈妈汗腺分泌旺盛，脚部的汗液多，如果鞋子不透气，就容易滋生细菌，引发脚气。

尺寸稍大。双脚水肿比较严重和怀孕 6 个月以上的准妈妈，要选择比自己的双脚稍微大一点的鞋，但也不要过于宽松，以防走路不方便。

要防滑。准妈妈穿的鞋要防滑性好，宜选用有弹性、柔软的材料做的鞋子，以防走路时摔倒。

下篇：

产后有氧运动，
快速恢复完美曲线

Postpartum
Aerobics to
Recover
Your
Perfect
Bodyline

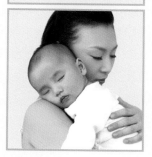

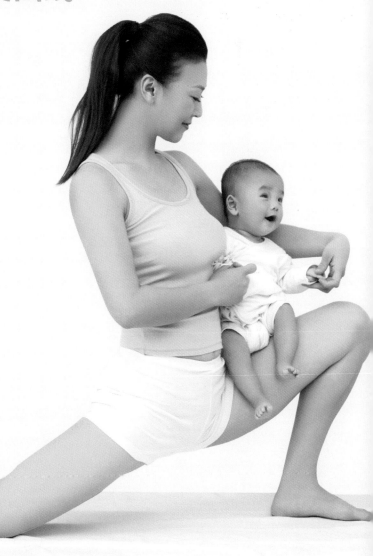

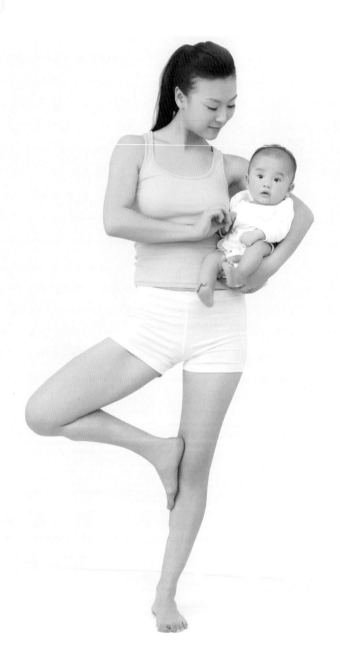

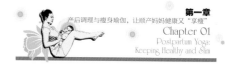

第一章
产后调理与瘦身瑜伽，
让顺产妈妈健康又"享瘦"

Chapter 01
Postpartum Yoga
Keeping Healthy and Slim

岁月考验着妈妈们的脸蛋和身材，

如何抵御产后容颜的衰老与身材的走样，

是新妈妈的当务之急。

瑜伽是有效且彻底的排毒方式。

练习瑜伽后脸上泛起的自然红晕，

是任何奢侈品牌的化妆品都达不到的效果。

产后调理和恢复身形都可以借助瑜伽，

为了健康和美丽，现在就开始行动吧！

Postpartum Yoga:
The Gift Granted by God
一、产后瑜伽，上天赐予女性的至臻恩物

瑜伽姿势运用古老而易于掌握的技巧，改善人们生理、心理、情感和精神，是一种使身体、心灵与精神达到和谐统一的方式。产后纤体瑜伽，通过各种特定的动态体式、有效的呼吸活动以及平静的冥想，积极地帮助新妈妈们建立生理和心理上的平衡状态，让每一位新妈妈都皮肤充满光彩、精神饱满、体型窈窕！

1．心急吃不了热豆腐，产后1月后方能开始的瘦身大计

对于新妈妈而言，只要在分娩之后的"第一时间"（产后6个月）内，彻底执行瑜伽塑身计划，便能逐渐恢复怀孕前的健美体态。

刚生产完，新妈妈的身体尚未完全复原，并不适合从事正式的运动。因此，生完宝宝后，可以适当地进行一些瑜伽的呼吸和冥想练习，而进入瑜伽健身运动最好是在产后2～3个月以后，或听从医生建议。

新妈妈在产后2个月左右的时候，就可以做一些身体恢复的练习了。这个时候，一定不能急于求成，一旦感觉身体不适，就要马上停下来。恢复较好的新妈妈可以根据自己的身体状况进行练习，但仍然要以舒适为前提。另外，新妈妈的关节还不稳定，做伸展运动时，一定要避免动作过大导致拉伤。

新妈妈进入了正式的减肥瘦身阶段。此时，产后瑜伽的健身运动主要针对胸、腰、腹、腿这些重点部位进行。产后哺乳和断乳会造成乳房松垮、下垂，因此乳房需要在产后生活当中得到重点照顾。产后瑜伽在练习上选择了有针对功效的形体姿势，如坐山式、猫式、骆驼式、鸽子式、屈腿旋转式等。针对新妈妈突出的腰腹部问题，产后瑜伽选择了船式、

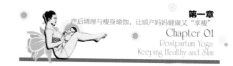

磨豆功、眼镜蛇扭转式等有效的形体姿势。另外，新妈妈的腿部也会不同程度地变粗，所以腿部的锻炼也很重要，产后瑜伽的练习中有坐角扭转式、全蝗虫式等专门针对腿部的体位动作。

2. 练习产后瑜伽的注意事项

瑜伽是一个严谨的体系。按照瑜伽的哲学理论，组成健康的元素包括：持之以恒的身体姿势训练，正确的呼吸，健康、均衡的饮食，通过冥想达到精神专一和宁静，充足的休息和放松以及自然、健康的生活方式。这六要素是达到瑜伽健康、平静，身、心、灵和谐统一的重要途径。瑜伽练习是一个让你更接近完美的过程。在进行瑜伽运动前，需要注意一些与其相关的禁忌与安全事项，以便更好地练习。

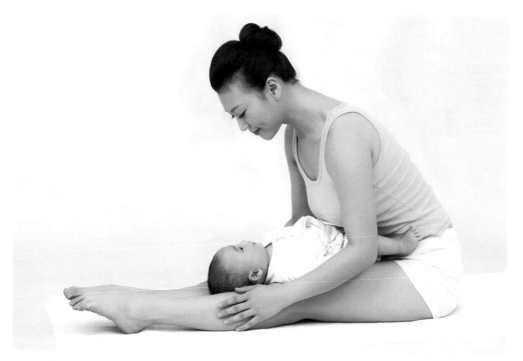

◆ 产后的第 1 个月不应该练习任何瑜伽体式。坐完月子后可以练习动作较温和的体式，之后再逐步增加其他体式的练习。产后 3 个月后，所有的瑜伽体式都可以试着练习。

◆ 哺乳妈妈最好在运动前给孩子喂奶。这是因为瑜伽运动之后，身体会产生自然排毒的效应，影响乳汁的质量。最好在锻炼完的 3 ~ 4 个小时之后再给孩子喂奶。

◆ 练习瑜伽前要仔细阅读体位法的练习步骤、动作要点和注意事项。在进行某个体位法时，要将相关内容记住。在开始修习一个新姿势时，一定要谨慎，动作不能过猛。

◆ 在进行瑜伽动作前一定要做好充分的热身。不能粗暴地对待自己的身体，不要认为产生疼痛才会有练习效果，如果这样，可能会造成严重的拉伤。要注意随时倾听您的身体在说什么。

◆ 如果您身体的某个部位有伤，或有慢性疾病，在练习前，一定要向专业的医生或有经验的瑜伽教练咨询。

◆ 在练习瑜伽前要排空膀胱。

◆ 检查练习区域，确保没有可能划伤您或将您绊倒的物品。选择在硬板床、榻榻米或地板上进行练习。如果在地板上练习，要保证地面不滑。

◆ 穿宽松或弹性好的衣裤，最好赤脚练习。

◆ 注意周围环境的空气流通。

◆ 练习时集中精神，把注意力放在正在进行的动作上，精力不集中很可能导致受伤。动作应缓慢、柔和。

◆ 练习时请配合深呼吸，缓慢进行，以增加耐力。

◆ 练习后若出汗，记得 30 分钟后补充水分。

◆ 练习次数由少渐多，勿勉强或过累；若有恶露增多或疼痛增加，则需暂停练习，等待身体恢复正常后再开始。

◆ 要在空腹时练习，避免于饭前或饭后 1 小时内练习。练习结束 30 分钟后才可以进食和沐浴。

◆ 不要过度地紧张和勉强用力。在自己能力范围之内尽量独自活动，减少对家人的依赖性。

◆ 最好是每天坚持练习，且定时进行。

【TIPS】

产后恶露不断，怎么办？

女性分娩后，坏死的子宫蜕膜、黏液、血液经阴道排出，这就是恶露。正常情况下，恶露在产后 1 周左右就会停止。产后恶露不断是指有些产妇在产后 1 个月之后仍有血性恶露排出。

若产后 1 个月仍有血性恶露流出，则需要到专科医院就诊，排除一些病理情况，若只是黄色的恶露较多则新妈妈可以用蒲公英泡茶喝，具体做法是取蒲公英 30 克，用热水泡服，每天 2 ~ 3 次，10 天为一个疗程。

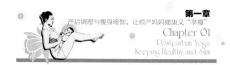
Postpartum Yoga to
Keep a Healthy Body
二、产后调理瑜伽，为健康做足功课

　　生下宝宝后的一段时间里，新妈妈整个人都很虚弱。怀孕和生产对身体元气的损耗、照顾宝宝的疲劳和固定生活习惯的改变等因素，都会让身体的体能产生变化，使体力大不如前。新妈妈要在慢慢调理的过程中，逐渐地恢复元气。

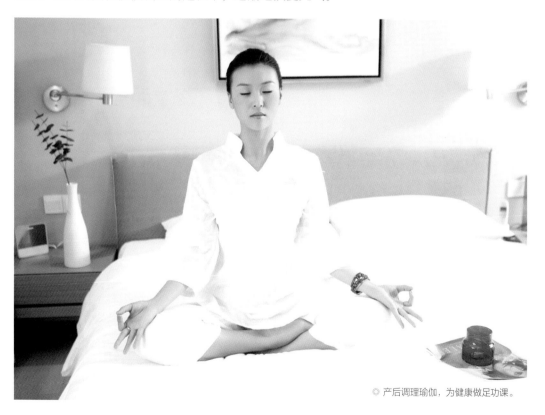

◎ 产后调理瑜伽，为健康做足功课。

1.保持胸部挺拔：扩胸运动

* 新妈妈的胸部圆润、饱满，而断奶后乳房则会渐渐萎缩。扩胸运动可以刺激乳腺，尤其适合授乳期练习。剖宫产妈妈也可以练习此式。

PLEASE FOLLOW ME

建议练习时间：
上午8点、下午2点或晚上7点
方便系数：★★★★★
呼吸方式：腹式呼吸
练习次数：4次

漂亮妈妈有氧功效：

🌸 让产后特别是哺乳的妈妈胸部挺拔，预防胸部下垂。
🌸 促进胸大肌的发达，紧实胸肌，上扬胸部，矫正胸椎不正。

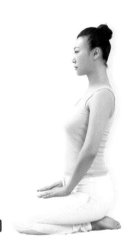

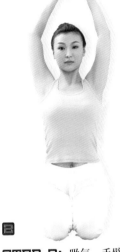

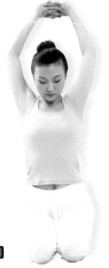

STEP 1: 以金刚坐姿坐好，臀部坐到脚后跟上，腰背保持挺直。

STEP 2: 吸气，手臂伸展向头上方，双手十指交叉，向上翻转掌心，保持腰背挺直。

STEP 3: 呼气，收下巴，低头，下巴抵住锁骨，手臂尽量向头上方伸展，保持顺畅而深长的呼吸，保持3～5个深呼吸。抬头，缓缓向下还原手臂，放松。

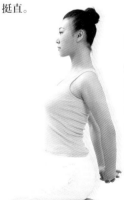

STEP 4: 双手在背后交叉，十指相扣，吸气，挺胸，手臂缓缓向后伸展，尽可能地伸直。保持2～3个深呼吸，感觉胸部血液循环，胸腔扩张。

STEP 5: 呼气，缓缓头后仰，同时，手臂尽量向上抬高。感觉手臂肌肉的收紧。深长地呼吸，保持3～5个深呼吸，抬头，起身还原。

练习要诀：用胸式呼吸，每一次吸气，肺部的吸气量要达到最大，感觉胸肌紧张和上提。

2.促进乳汁分泌：牛面式

• 练习牛面式拥有伸展手臂、放松肩关节、拉伸背阔肌、扩展胸部、促进乳汁分泌的功效。剖宫产妈妈也可以练习此式。

PLEASE FOLLOW ME

建议练习时间：
上午9~10点或下午4点
方便系数：★★★
呼吸方式：腹式呼吸
练习次数：2次

漂亮妈妈有氧功效：

👉 扩展胸部，促进乳汁分泌。

👉 增加脊柱的柔韧性，保持脊柱的弹性和健康。

👉 拉伸腹部肌肉，按摩腹部器官。

👉 舒缓轻度的背痛，消除疲劳，提升精力。

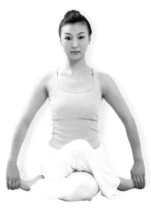

STEP 1: 腰背挺直坐于地上，将双腿上下交叉，双腿膝盖保持在一条垂直线上。双手抓住双脚脚趾。自然地呼吸。

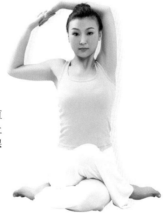

STEP 2: 双手于头顶上方十指交叉，翻转掌心。呼气时，向右侧弯曲手肘，拉伸左大臂肌肉。抬头挺胸，保持2~3个深呼吸。

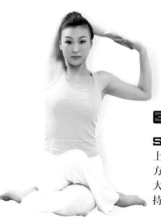

STEP 3: 吸气时，向上伸展手臂；呼气时，反方向弯曲手肘，拉伸右侧大臂肌肉。抬头挺胸，保持2~3个深呼吸。

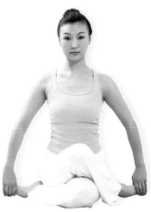

STEP 4: 自然呼吸，还原手臂，至起始姿势。

练习要诀： 双腿交叠时，务必使双脚脚背贴地，且双膝膝盖保持在同一条垂直线上。

3.消除乳房胀痛：至善坐坐立鹰式

• 哺乳期的妈妈，乳房经常出现胀痛的情形，练习坐立鹰式是不错的选择。剖宫产妈妈也可以练习此式。

PLEASE FOLLOW ME

建议练习时间：
上午9点、下午2点或晚上7点
方便系数：★★★★
呼吸方式：腹式呼吸
练习次数：2次

漂亮妈妈有氧功效：

🌿 双臂交叉环绕时胸部会不由自主地向内夹紧，这样可以消除乳房胀痛，还能让胸部更加集中，防止外扩。

🌿 加强胸肌的力量，使胸肌给乳房组织提供足够的力量支撑，帮助乳房维持挺拔之姿。

🌿 灵活膝关节，加强双腿肌肉群的力量，美化双腿线条。

🌿 按摩腹部器官，提升下垂的腹部脏器，保养卵巢。

练习要诀：如果您的肩关节僵硬，则尽量保持掌心相对即可。平衡力不佳者要注意身体后仰时身体的协调能力，避免无法收回身体。

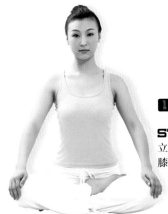

STEP 1: 以至善坐坐立，双手掌心朝下放于膝盖上，目视前方。

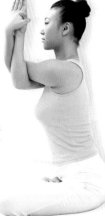

STEP 2: 左臂上右臂下，双臂交绕，双掌相对。

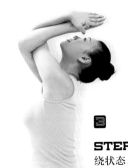

STEP 3: 双臂保持环绕状态，吸气，手臂用力向头上方抬高；呼气，头部后仰，保持自然的深呼吸3~5个。

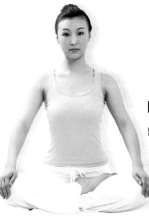

STEP 4: 吸气，抬头，上半身回正，呼气，向下还原手臂至初始姿势。

4.消除疲劳：站立背部伸展式

● 站立背部伸展式又叫"直挂云帆式"，练习时身体前屈、下压，脸靠近小腿，使脊椎和大腿后部得到有效的伸展。

PLEASE FOLLOW ME

建议练习时间：
早上7点、下午2点或晚上7点
方便系数：★★★
呼吸方式：腹式呼吸
练习次数：2次

漂亮妈妈有氧功效：

🌿 使心率减慢，让人感觉镇定平和、消除疲劳和抑郁。

🌿 增加头部和大脑的血液供应，通过向脸部肌肉提供新鲜血液的方式，使人更年轻。

🌿 腰腹紧贴大腿，能极其充分地延伸脊柱，滋养脊椎神经。

🌿 挤压和收缩腰腹，使腹部器官功能得到增强，消除胃部疾患和腹部的鼓胀感，使周边肌肉群得到按摩，快速燃烧腹部脂肪。

🌿 让整个脊椎得到伸展，尤其是有益于骶骨部分。

🌿 充分伸展背部，放松背部肌肉，紧致后腰整体线条。

🌿 活动髋部，调整骨盆位置，预防骨盆歪斜。

🌿 全身紧绷时可以美化腿部肌肉线条，消除大腿后侧、内侧的赘肉。

> **练习要诀：** 在练习的过程中，双腿要始终垂直于地面，重心放在前脚掌上，以帮助腰腹肌肉更好地向下伸展。如果伸直双腿前倾身体感觉有困难，可以稍微弯曲双腿。

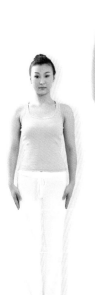 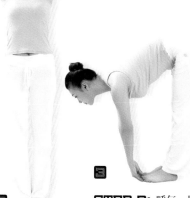 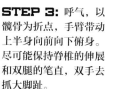 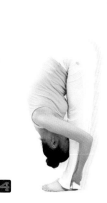 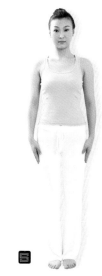

STEP 1: 站立，双腿挺直并拢，手臂自然垂放于体侧。

STEP 2: 吸气，手臂高举过头顶，掌心向前。

STEP 3: 呼气，以髋骨为折点，手臂带动上半身向前向下俯身。尽可能保持脊椎的伸展和双腿的笔直，双手去抓大脚趾。

STEP 4: 胸腹部贴近大腿的同时，呼气，双手环抱小腿、脚踝，让鼻尖、前额贴近小腿胫骨。停留3~5个深呼吸。感觉身体血液的倒流、能量的循环。

STEP 5: 放松手臂和上半身，自然呼吸，缓缓向上起身。恢复到初始站姿。

5.远离形容枯槁：猫式变体

* 猫式变体和猫式一样能够很好地伸展背部和腹部肌肉、放松肩颈和脊椎，让身体倍感舒适。剖宫产妈妈也可以练习此式。

PLEASE FOLLOW ME

建议练习时间：上午9～10点
方便系数：★★★★
呼吸方式：腹式呼吸
练习次数：3～4次

漂亮妈妈有氧功效：

按摩腹部脏器，收紧腰腹肌肉，激发腰腹部力量，加速脂肪的代谢和燃烧。

拉伸背肌和脊柱，消除背部僵硬和疲劳，使脊柱更富有弹性。

放松肩颈和脊柱，让身心处于放松、精神处于愉悦的状态，浑身上下都散发着舒适的情绪，能助眠减压。

补养和强化神经系统，改善全身血液循环，改善消化系统；加强双臂双腿承重力，柔化四肢线条。

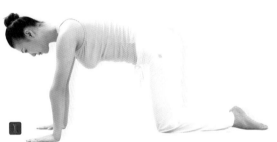

STEP 1: 身体呈四脚板凳状跪立，双手和双膝着地，手心着地，脚背贴地。双臂、双大腿分开一肩宽，且与地面垂直。

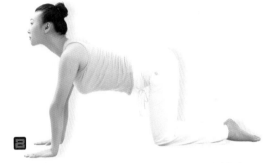

STEP 2: 吸气，抬头、提臀、塌腰，眼睛向上看（注意不要耸肩膀）。

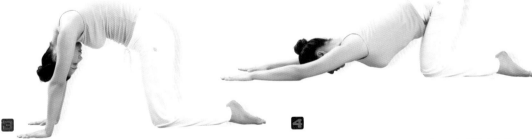

STEP 3: 呼气，低头，含胸弓背。眼睛看收缩的腹部，头尽量向下低，让下巴抵到锁骨。大腿始终垂直于地面。

STEP 4: 呼气，放松后背部，手臂带动上半身向前向下舒展，直至下巴或额头着地，放松肩膀，保持轻柔的呼吸，保持5～8个深呼吸。

练习要诀： *脖子要尽量抬高，但不要过分向后弯曲颈部。腹部尽量向下沉，但当身体感觉疼痛时就应该立刻停止。动作要配合呼吸，并充分感受后腰的伸展和压缩。*

6.防止子宫脱垂：虎式变体

虎式变体是一个极好的产后练习动作，能修复生殖器官，对产后子宫脱垂有很好的预防作用。

建议练习时间： 下午2点
方便系数： ★★★★
呼吸方式： 腹式呼吸
练习次数： 4次

PLEASE FOLLOW ME

漂亮妈妈有氧功效：

- 强化生殖器官功能，防止子宫脱垂以及减少胯部的脂肪。
- 通过上下抬腿的动作能不断重复伸展和收缩臀小肌和股方肌，挤压和消除臀部多余脂肪，提升臀部、美化臀形。
- 最大限度地按摩腹部器官，增强消化系统功能，加速毒素的排出，锻炼腰腹部肌肉群。
- 身体上下绷紧时拉伸了整片背肌肌肉群，活动了脊柱的各个关节，强化了后背线条。
- 双腿在支撑和最大限度上抬的过程中得到充分的收紧和活动，肌肉群力量增强。
- 双臂作为支撑点，得到极大的力量锻炼。

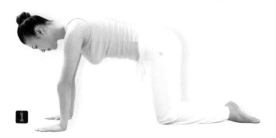

STEP 1: 身体呈四脚板凳状跪立，双手和双膝着地，脚背贴地。双臂、双大腿分开一肩宽，且与地面垂直。

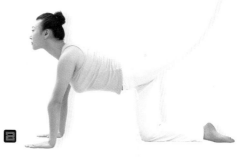

STEP 2: 吸气，抬头。塌腰、提臀的同时左腿向后蹬出，尽量向上抬高（注意胯与地面平行），身体重心上提。

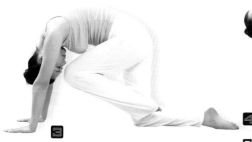

STEP 3: 呼气，低头，含胸弓背，收缩腹部，弯曲左腿到胸前，控制左脚不要触地，尽量让鼻尖碰触到左膝。保持3~5个深呼吸。

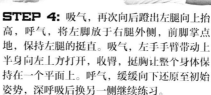

STEP 4: 吸气，再次向后蹬出左腿向上抬高，呼气，将左脚放于右腿外侧，前脚掌点地，保持左腿的挺直。吸气，左手手臂带动上半身向左上方打开，收臀，挺胸让整个身体保持在一个平面上。呼气，缓缓向下还原至初始姿势，深呼吸后换另一侧继续练习。

练习要诀： 在练习过程中，保持双肩的放松，不要耸肩，不要向外翻转胯部，使胯部与地面平行。并将注意力集中在臀部，充分体验臀部肌肉收紧的感觉。

7.帮助子宫复位：坐角式

* 坐角式能够伸展和放松大腿后侧的韧带和肌肉，促进骨盆区的血液循环，同时还能强化子宫的功能。

建议练习时间：
上午9点或下午2点
方便系数： ★★★
呼吸方式： 腹式呼吸
练习次数： 3次

PLEASE FOLLOW ME

漂亮妈妈有氧功效：

- 拉伸腿部肌肉，伸展腿部韧带。
- 促进骨盆区域血液循环，使其保持健康。
- 防止疝气的形成，治疗轻微疝气，缓解坐骨神经痛。
- 刺激子宫，控制和规律月经流量。

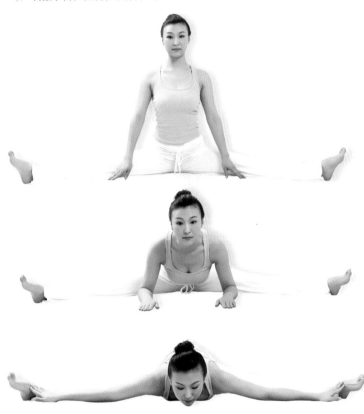

1

STEP 1： 坐在地上，双腿大大分开呈"一"字形，保持脊柱挺直，双手放在大腿内侧。

2

STEP 2： 双手打开与肩宽，放于体前，保持腿部和背部的挺直，呼气，屈肘，上半身向前向下俯身，直至胸腹部贴近地面。保持3~5个深呼吸。

3

STEP 3： 如果身体容许，将手臂打开，双手去抓脚背、脚踝、胸腹部、下巴，缓缓贴近地面。均匀地呼吸，感觉大腿内侧的拉伸，后背部的舒展，保持5~8个深呼吸。缓缓起身还原。

练习要诀： 在练习的过程中，背部要始终保持平直，不能弯曲，否则会压迫骨盆，使之变形。关注大腿内侧的拉伸和背部的伸展，放松肩膀和头部。

8.保养子宫：束角式

> 该动作非常柔和，能使骨盆、背部和腹部都得到足够的血液供应和刺激，可以很好地保养子宫和卵巢。产后有尿失禁症状的新妈妈，不妨多练习束角式。

PLEASE FOLLOW ME

建议练习时间： 早上7点、中午1点、下午4点或睡前
方便系数： ★★★
呼吸方式： 腹式呼吸
练习次数： 3次

漂亮妈妈有氧功效：

- 按摩腹部器官，灵活胯部，促进膀胱、双肾的健康。
- 矫正脊椎，增强背部、腹部、骨盆的血液循环；放松膝关节及胯部关节，放松神经及心情。
- 缓解坐骨神经痛，防止疝气；调节女性月经不调，保养子宫，增强卵巢功能。

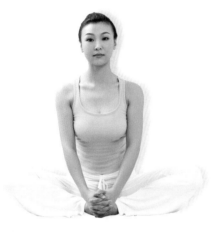

STEP 1： 束脚坐姿，腰背向上挺直，双脚掌心相对，脚后跟靠近会阴处，双手握住双脚。

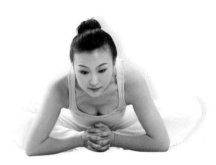

STEP 2： 保持背部挺直，呼气，上半身缓慢向下俯身。

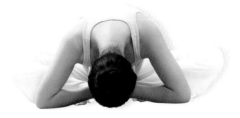

STEP 3： 低头，放松颈部，让前额、鼻尖贴近地板。保持3～5个深呼吸后放松，还原。

> **练习要诀：** 初学者若做不到前额、鼻子贴地，切勿勉强，做到极限，舒适伸展即可。也可以把额头放在瑜伽枕上，以增加动作的舒适度。

9.修复阴道弹性：会阴收束法

* 会阴收束法象征了瑜伽的终极目标，用限制心神的活动，去体验生命的本体。这个练习应该在进行瑜伽姿势及呼吸练习后进行。

PLEASE FOLLOW ME

建议练习时间：	
早上7点、下午2点或睡前	
方便系数：	★★★★
呼吸方式：	腹式呼吸
练习次数：	4次

漂亮妈妈有氧功效：

🌿 收紧阴道。

🌿 刺激盆腔神经，激发性活力，把能量升华到高级中枢。

🌿 加强肛门括约肌力量，刺激肠蠕动，从而可以防治便秘，并对痔疮有一定的治疗作用。

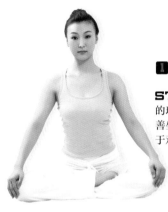

STEP 1: 采取舒适的瑜伽坐姿（最好是至善坐），双手掌心轻搭于双膝上。

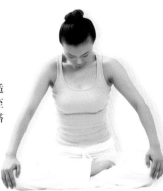

STEP 2: 闭上双眼，吸气，耸肩。呼气，低头。

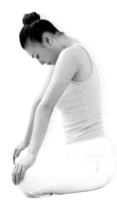

STEP 3: 悬息，用力收紧会阴。尽量长久地保持收缩的时间。

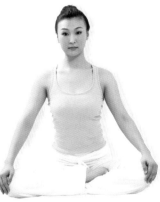

STEP 4: 吸气，抬头。呼气，放松肩膀和会阴部位。

练习要诀： 悬息时既不吸气也不呼气，在悬息时，可以同时做收颌收束法。会阴收束法的重点在于对生殖器与肛门之间的区域（即会阴部位）施加强大的身体压力，并使其收缩。

10.收缩阴道：叩首式

这是一个模仿兔子的姿势，把膝盖蜷缩在肚子下面，头部下垂，保证脑部有充足的血液和氧分，能让人感觉非常舒适、轻松。

PLEASE FOLLOW ME

建议练习时间：
早上7点、下午4点或晚上7点
方便系数：★★★★
呼吸方式：腹式呼吸
练习次数：4次

漂亮妈妈有氧功效：

- 收缩阴道，强健生殖器官功能。
- 伸展颈部，缓解颈肩僵痛，伸展背部肌肉群，灵活脊柱。
- 加强面部血液循环，让脸部的组织和肌肉充满活力，延缓面部衰老。
- 刺激头顶血液循环，滋养美丽秀发，并且可以预防脱发、消除疲劳和头痛。
- 消除腹部多余脂肪，有助于新妈妈恢复身材。

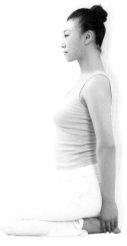

STEP 1: 金刚坐跪立，腰背挺直，臀部坐于双脚脚后跟上，双手分别抓住双脚，目视前方。

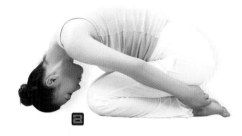

STEP 2: 呼气，上半身向前向下俯身，直至前额点地。

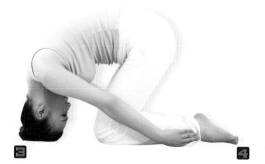

STEP 3: 吸气，臀部向上抬高，直至臀部与地面垂直，头顶点地，双手自然放于小腿两侧，保持这个动作3~5个深呼吸。

STEP 4: 呼气，臀部向下还原于脚后跟上，深呼吸，缓缓起身还原至初始姿势。

练习要诀： 练习时如感颈椎不适，可以将双手放于头部两侧支撑身体。手部抓脚后跟较困难的话，将双手自然垂放于体侧。

11.加强盆底肌韧度: 肩桥式

* 产后, 骨盆肌肉会因极度拉伸而变得松弛。此式是比较温和的向后弯曲的体式, 能够很好地活动和加强盆底肌。剖宫产妈妈也可以练习此式。

建议练习时间:
上午9点或下午2点
方便系数: ★★★
呼吸方式: 腹式呼吸
练习次数: 4次

PLEASE FOLLOW ME

漂亮妈妈有氧功效:

在身体向上弓起的时候充分地活动了骨盆和附近的肌肉群, 可以让骨盆在力量的作用下快速复位, 尤其是能够锻炼盆底肌, 加强其弹性和韧度; 加快腹部的血液循环, 促进肠胃蠕动, 缓解腹部胀气, 改善消化功能。

使背部和肾脏更加强健, 有效减少腰痛现象的发生。

缓解骨盆的压力, 加速弹性和韧度的恢复。

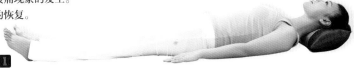

STEP 1: 仰卧, 双腿并拢, 双臂自然放于身体两侧, 掌心贴地。

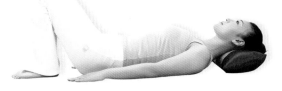

STEP 2: 屈膝, 双脚脚后跟尽量靠近臀部。

STEP 3: 深深地吸气, 抬臀, 向上顶胯, 直至后腰后背抬离地面, 下巴靠向锁骨, 身体呈拱桥状, 感觉大腿和臀部肌肉的收紧, 保持3~5个深呼吸。

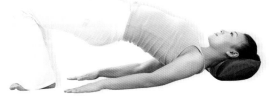

STEP 4: 呼气, 缓缓向下还原腰背部。

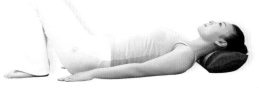

STEP 5: 深呼吸, 向前伸直双腿, 身体还原至初始姿势。

练习要诀: 在练习过程中, 保持肩膀不离地、脚指尖始终朝向正前方的状态, 以加强大腿、腹部前侧肌肉群的拉伸。

12.恢复盆底肌弹性：抬膝式

* 抬膝式不仅能使腹部得到轻柔的按摩，还能促进下肢的血液循环，使盆底肌恢复强健的状态。剖宫产妈妈也可以练习此式。

PLEASE FOLLOW ME

建议练习时间：	上午9点或下午2点
方便系数：	★★★★★
呼吸方式：	腹式呼吸
练习次数：	4次

漂亮妈妈有氧功效：

🌿 收缩因为分娩而过度拉伸的盆底肌，恢复其弹性及韧度；改善产后尿失禁的症状。

🌿 加强双膝、大腿后部的力量，收紧臀部，美化臀形。

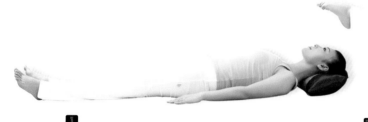

STEP 1: 仰卧，双手自然平放于体侧，掌心向下。

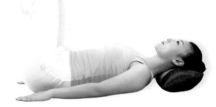

STEP 2: 双膝并拢弯曲并慢慢地抬起，使大腿与地面垂直、小腿与地面平行，绷直脚尖，保持3~5个深呼吸。

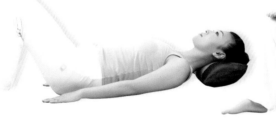

STEP 3: 屈膝下落，脚尖点地。吸气，内收会阴和肛门处的肌肉，保持均匀的呼吸，脚跟落下。

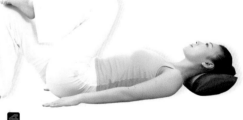

STEP 4: 右腿保持屈膝，吸气，抬起左腿，弯曲，左大腿靠近胸部，呼气还原。重复6次，注意要保持节奏感。

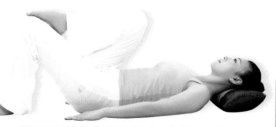

STEP 5: 换右腿进行练习。然后还原，放松。

练习要诀： 颈部、肩部不要用力，腰部紧贴地面，不要上提。

13.促进雌激素分泌：蛇击式

* 蛇击式能够强化生殖器官，刺激雌激素分泌，对于产后阴道收紧效果极佳；还有助于改善月经失调，很适合新妈妈练习。

PLEASE FOLLOW ME

建议练习时间：
上午8点或下午4点
方便系数：★★★★
呼吸方式：腹式呼吸
练习次数：2～4次

漂亮妈妈有氧功效：

🌿 伸展脊柱，增强其灵活性，缓解坐骨神经痛、椎间盘滑脱、背痛。

🌿 拉伸腰腹部肌肉，消除多余脂肪，令臀部肌肉更结实，帮助新妈妈恢复迷人身材。

🌿 脖子向上仰的动作可以紧实颈部，预防双下巴的产生，使面部线条更加流畅、分明。

🌿 改善和加强内脏器官的功能。

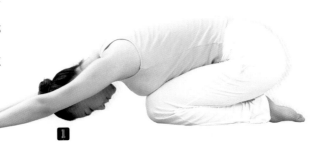

STEP 1: 大拜式跪趴于地板，额头贴地。

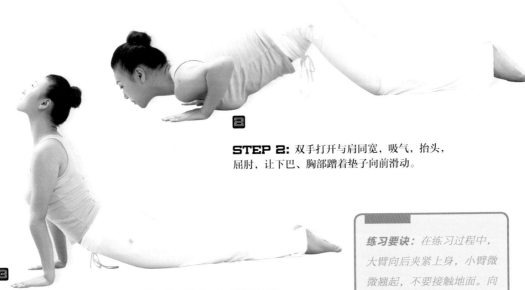

STEP 2: 双手打开与肩同宽，吸气，抬头，屈肘，让下巴、胸部蹭着垫子向前滑动。

STEP 3: 直至下半身完全贴地不能再滑动，收手肘贴近胸部，双手用力撑起上半身（不要耸肩），呼气，头后仰，感觉整个脊柱向后弯曲舒展，保持3～5个深呼吸，呼气，还原上半身，俯卧休息。

练习要诀： 在练习过程中，大臂向后夹紧上身，小臂微微翘起，不要接触地面。向前时，下巴用力；还原后退时，臀部用力。

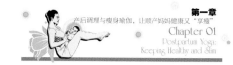
Postpartum Slimming Yoga:
From-head-to-toe Slimming
三、 产后瘦身瑜伽，让你从头瘦到脚

　　原本体态苗条、风姿绰约的您，妊娠分娩后，身材逐步变得臃肿。一方面为了保证乳汁充盈而不敢轻率地减肥，另一方面对着镜子里的那个肥胖的自己又不停地摇头感慨。有没有一种两全其美的方法，既能满足哺乳中宝宝的营养需求，又能快速地恢复产前的窈窕身材呢？当然有，这就是练习瑜伽！本节为您介绍一些对产后形体恢复十分有效的瑜伽体位法，以帮助新妈妈们重塑前凸后翘的"S"曲线。

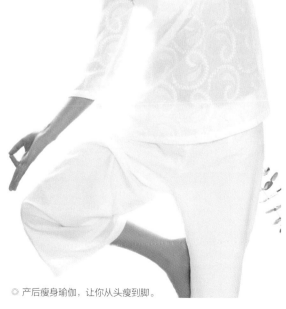

◎ 产后瘦身瑜伽，让你从头瘦到脚。

1.消除表情纹：面部瑜伽

* 面部紧缩式是与面部伸展式相反的练习。缩紧五官能够促进面部的血液循环，从而使肌肤充满弹性、光滑紧致。剖宫产妈妈也可以练习此式。

PLEASE FOLLOW ME

建议练习时间：
上午8点、下午2点或晚上9点
方便系数：★★★★★
呼吸方式：腹式呼吸
练习次数：5次

漂亮妈妈有氧功效：

🍃 促进面部血液循环，放松面部肌肉，消除表情纹。

🍃 增强面部肌肉，让面部紧实、更有弹性。

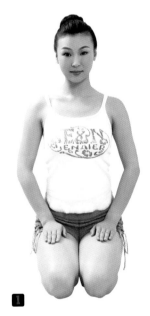

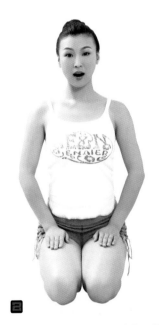

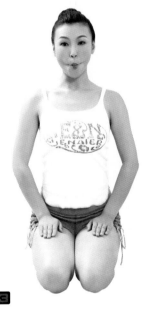

STEP 1: 以舒适的坐姿坐好。

STEP 2: 像在咀嚼食物那样活动下颌。然后张大嘴巴，达到自己的极限，感觉眉毛、嘴唇、脸颊、下巴和脖子都伸展到极限。保持3～5个深呼吸，然后放松，重复5次。

STEP 3: 将两腮部用力向内吸，保持3～5个深呼吸，然后放松，重复5次。

*练习要诀：*在练习的过程中，尽量张大嘴巴，感觉脸部肌肉紧绷，效果会更好。在练习时，要尽量缩紧五官。坚持练习，才会有好的效果。

2.让面色红润健康：铲斗式

练习铲斗式时，身体要向前弯曲，头放于两膝之间，不仅能够向面部供应充足的血液，还有助于增强腹部器官的活力，增加消化液分泌量。

PLEASE FOLLOW ME

建议练习时间：
上午9点、下午2点或晚上9点
方便系数：★★★★
呼吸方式：腹式呼吸
练习次数：4次

漂亮妈妈有氧功效：

🌿 加快面部和头部血液循环，改善面部水肿、松弛，使面色红润、头脑清醒。

🌿 伸展背部、胯部以及腘窝旁肌腱肌肉。

🌿 增强腹部器官功能，消除腹部鼓胀感和胃部疾患，促进消化。

🌿 调整椎间盘突出，兴奋脊柱神经，消除疲劳。

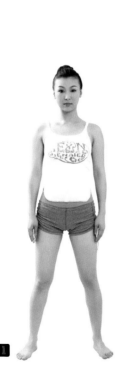

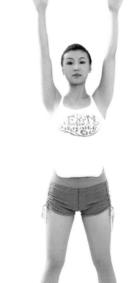

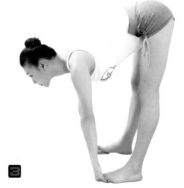

STEP 1: 站立，双脚分开一肩宽，双臂自然垂于身体两侧。

STEP 2: 吸气，双臂高举过头顶，肘部伸直。

STEP 3: 呼气，以髋骨为折点，手臂带动上身向前向下俯身，双手掌心向上，放在双脚脚板下。吸气，尽量将头部抬起，保持3～5个深呼吸。呼气，低头放松，身体还原至初始姿势。

练习要诀. 练习时颈部要放松低垂，不要绷紧上抬，否则易造成损伤。患有眩晕症或高血压的新妈妈，最好不要练习此动作，否则会加重病情，从而影响健康。

3.放松颈肩肌肉：颈部瑜伽

* 颈部瑜伽可以充分地拉伸颈部，消除脖颈和肩膀的僵硬，有效放松颈肩肌肉。剖宫产妈妈也可以练习此式。

PLEASE FOLLOW ME

建议练习时间：
早上7点、上午10点或下午4点
方便系数：★★★★★
呼吸方式：腹式呼吸
练习次数：5次

漂亮妈妈有氧功效：

有效消除颈部和肩膀上部肌肉的紧张感，放松颈肩肌肉。

减少颈部皱纹以及颈肩酸痛。

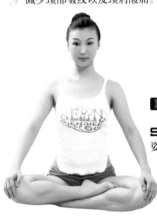

STEP 1: 以舒适坐姿坐好。

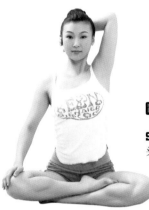

STEP 2: 吸气，左手从头后抓右耳。

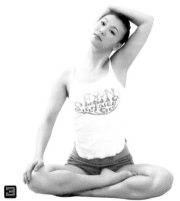

STEP 3: 呼气，左手下压，右耳贴近右肩；吸气，抬头回正，重复练习5次。

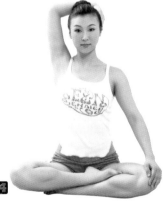

STEP 4: 吸气，抬起右手，从头后方抓左耳。

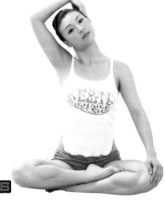

STEP 5: 呼气，右手下压，左耳贴近左肩；吸气，抬头回正，重复练习5次。

练习要诀： 在练习过程中，动作要缓慢而轻柔，不要使颈部肌肉过于用力而产生疲劳。

4.消除颈纹：简易脊柱扭转式

* 瑜伽自然疗法中80%的动作都是围绕脊椎进行的。简易脊柱扭转式能在最大范围内活动颈椎、脊椎和背部肌肉群。剖宫产妈妈也可以练习此式。

PLEASE FOLLOW ME

建议练习时间：
上午9点或下午3点
方便系数：★★★★
呼吸方式：腹式呼吸
练习次数：4次

漂亮妈妈有氧功效：

🌿 颈部肌肉得到加强和伸展，有助于消除颈纹。

🌿 使脊柱更加柔韧，防止背痛和腰部风湿痛，消除髋关节的疼痛。

🌿 使肩膀运动变得更为自如。

🌿 补养和强化腹部器官功能，改善消化功能。

> **练习要诀：** 在练习的过程中，重心要放在手部和脚部。由脊椎的底端开始扭转时，注意腹部和肌肉的伸展，看看每次能否再多转一点。

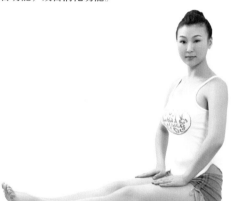

STEP 1： 长坐，双腿向前伸直，保持腰背挺直，双手放在大腿上，目视前方。

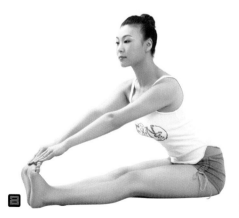

STEP 2： 吸气，身体前倾，双手分别抓住双脚大脚趾。

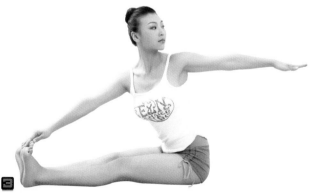

STEP 3： 呼气，左手手臂带动上身扭转向左后方，直至双手臂在一条直线上，并平行于地面，眼睛看向手指延伸的方向。保持3~5个深呼吸，换另一边练习。

5.放松两肩：手臂拉伸式

* 手臂拉伸式能够锻炼平时不容易活动到的手臂后侧方肌肉，还能够牵拉肩膀、舒展双肩。剖宫产妈妈也可以练习此式。

PLEASE FOLLOW ME

建议练习时间：
上午8点或下午4点
方便系数：★★★★
呼吸方式：腹式呼吸
练习次数：6次

漂亮妈妈有氧功效：

🌀 牵拉肩膀，可以灵活肩关节；加强肘关节和腕关节。

🌀 拉伸手臂后侧方肌肉，消除手臂赘肉；锻炼手臂肌肉，使手臂线条更加流畅。

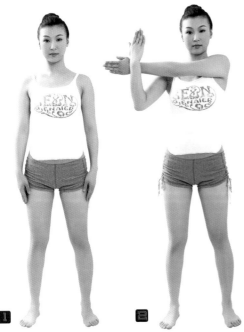
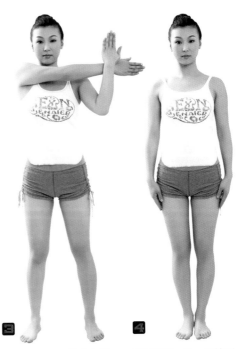

STEP 1: 站姿，双腿打开与肩同宽，腰背挺直，目视前方，双臂自然垂放于身体两侧。

STEP 2: 双手手腕交叉，吸气，弯曲右肘，右手手腕用力向右侧拉伸左手手臂；呼气时，感觉右手臂肌肉的拉伸。

STEP 3: 换方向进行重复练习。

STEP 4: 自然呼吸，还原放松至基本站姿。

练习要诀： 坚持练习，直到双手感觉酸痛为止。

6.打造迷人锁骨：三角扭转式

* 三角扭转式是为数不多的、脊骨向双侧而不是向前或向后弯曲的瑜伽体式之一，它能让身体获得充分的侧弯，躯干和双腿充分伸展，增强柔韧性。

PLEASE FOLLOW ME

建议练习时间：
上午9点或下午2点
方便系数：★★★
呼吸方式：腹式呼吸
练习次数：3次

漂亮妈妈有氧功效：

🌿 颈肩肌肉得到充分的拉伸，有效地塑造性感的锁骨。

🌿 弯腰到极限能极大地消耗腰部热量，能够充分调动腰部区域的肌肉，燃烧腰部脂肪，消除赘肉。

🌿 能让脊柱和骨盆复原，矫正骨盆自身歪斜状态；充分地活动腰背的不常运动的肌肉群，能美化收紧后背线条。

🌿 舒展双腿，有效消除大腿的水肿与赘肉，修长腿部线条。

练习要诀： 当向侧边弯腰时，不要同时向前弯曲腰部以上的躯干，不要向前或向后倾斜。头部、颈部与脊柱要保持一条直线，颈部要有控制地伸展。

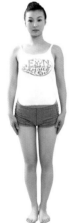

STEP 1： 站立，双脚并拢，双臂自然垂于体侧，掌心向内，腰背挺直，目视前方。

STEP 2： 双腿向左右大大分开，约两肩宽，脚尖略朝外。吸气，双臂侧平举，与肩膀呈一条直线，膝部绷直。

STEP 3： 左脚向左侧转90°，右脚向左侧转30°，呼气，手臂带动上半身向前向下弯腰，同时转动腰部向左侧，右手放于左脚外侧的地面上（或者搭放于脚背，抓脚踝），左手手臂带动上半身向后打开，向上伸展，尽可能保持身体在一个平面上。眼睛看向左手指延伸的方向。

STEP 4： 保持自然深呼吸3~5个，吸气，手臂带动上半身起身向上。呼气，放松还原。换另一边练习。

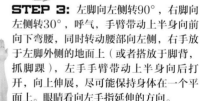

STEP 5： 重复STEP3的简易动作（或者搭放于脚背，抓脚踝）。然后，身体还原至初始姿势。

7.击退大臂赘肉：云雀式

* 练习云雀式时身体向前弯曲、双臂向后伸展，宛如一只正在飞翔的云雀。云雀式能够充分地拉伸手臂肌肉群，消除大臂多余的脂肪。

PLEASE FOLLOW ME

建议练习时间：
上午8点或下午3点
方便系数：★★★★
呼吸方式：腹式呼吸
练习次数：3～4次

漂亮妈妈有氧功效：

- 拉伸手臂肌肉，有效减少大臂赘肉。
- 加强臀部、背部、腰部肌肉的力量。
- 舒展双肩，扩展胸部。
- 按摩腹部器官，促进消化。
- 促进胯部的血液循环，放松胯部。

练习要诀： 如果感觉很吃力，可以双手握住瑜伽带或毛巾，来调节双手之间的距离。身体尽量下压，让胸部贴近膝盖。

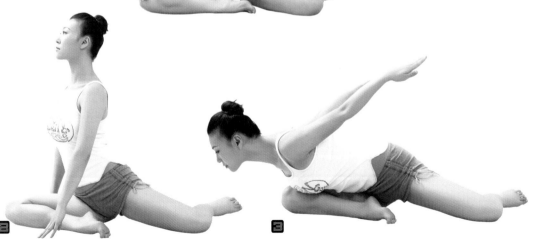

1 **STEP 1：** 坐姿，双膝大大分开，左小腿自然向后弯曲。

2 **STEP 2：** 吸气，上半身向右侧转体，腰背向上挺直。

3 **STEP 3：** 呼气，保持上半身挺直，向前向下俯身，同时，双手手臂向身体后侧伸展，像云雀鸟飞翔一样，抬起下巴，延伸整个上半身。保持3～5个深呼吸。呼气，放松起身还原，反方向练习。

8.纤细手臂：拉弓式

● 拉弓式就像弓箭手拉开弓弦一样动感十足。在这个体式中，向上拉伸一只脚，尽量让脚后跟碰到耳朵。

PLEASE FOLLOW ME

建议练习时间：上午9～10点
方便系数：★★★
呼吸方式：腹式呼吸
练习次数：1次

漂亮妈妈有氧功效：

🌿 有效地紧实双臂肌肉，加强双臂力量，纤细手臂，美化双臂线条。

🌿 有效地锻炼腹部和腿部肌肉，帮助肠道蠕动、促进消化系统运作；有效矫正髋关节的轻微畸形现象。

🌿 使脊柱下部得到很好的锻炼；充分拉伸背部肌肉，使背部也拥有更加优美、流畅的线条。

练习要诀： 在练习的过程中要始终保持背部的挺直及双肩的放松，当逐渐适应动作后，可以加大双腿打开的幅度，以增强髋关节的柔韧度。

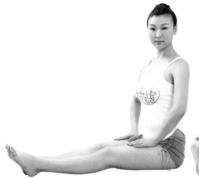

STEP 1： 长坐，双腿向前伸直并拢，双手自然放于大腿上，脚背绷紧。

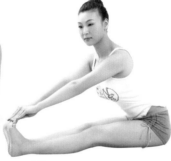

STEP 2： 吸气，双臂向前伸直，身体向前下压约45°，双手抓住脚趾，保持后背挺直。

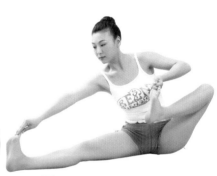

STEP 3： 呼气，弯曲左膝，左手抓住左脚大脚趾。吸气，左大臂用力将左腿拉高，呈拉弓状。保持3～5个深呼吸。

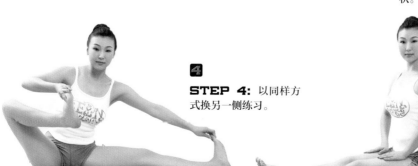

STEP 4： 以同样方式换另一侧练习。

STEP 5： 还原至长坐起始姿势。

9.矫正胸形：鱼式

在鱼式练习中，胸腔可以得到很好的扩展，提升胸部的同时使呼吸变得更加深长。

PLEASE FOLLOW ME

漂亮妈妈有氧功效：

能够拉伸平时极难活动到的颈部和背部肌肉，在充分地伸展中塑造出紧致的曲线。

完全扩展胸部，打开和伸展脖颈，能促进深长、顺畅地呼吸。

能改善肩背部的血液循环，化解上背部的肌肉僵硬，使人的身体放松，压力减轻。

使甲状腺得到充足的血液，从而变得更健康。

腹部肌肉得到伸展和加强。

> **练习要诀：** 在练习的过程中，可以借助双手肘的力量推起上身，以保持胸腔的向上扩张，减轻头部着力点所承受的压力。

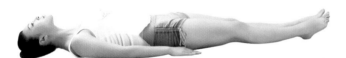

STEP 1： 仰卧，双腿并拢夹紧，绷起脚背，双臂自然贴放在身体两侧，掌心朝下。

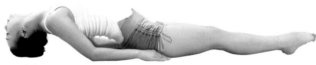

STEP 2： 手肘支撑，吸气，向上拱起胸腔；呼气，头向后仰，头顶百会穴点地，保持姿势顺畅的呼吸，保持3~5个深呼吸，感觉胸腔的扩张。

STEP 3： 如果可以的话，试着将双臂抬离地面，双手合十向前向上伸展，同时，腹部用力将双腿抬离地面约成45°夹角，保持3~5个深呼吸。

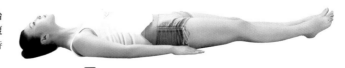

STEP 4： 呼气，身体慢慢还原。

10.消除副乳：卧英雄式

❋ 腿部疼痛的人保持此式10～15分钟，可以有效地缓解疼痛。身心疲惫、压力大的人非常适合练习此式。剖宫产妈妈也可以练习此式。

PLEASE FOLLOW ME

建议练习时间：任何时候
方便系数：★★★
呼吸方式：腹式呼吸
练习次数：2次

漂亮妈妈有氧功效：

🍃 双臂在头顶方向抱肘伸展的动作，能十分有效地拉伸腋下及胸部两侧的肌肉。

🍃 腋下的肌肉会有轻微的灼热感，对消除非先天性乳房组织异位所引起的副乳极有帮助。

🍃 灵活膝关节，加强双腿肌肉群力量，放松腿部，消除腿痛，美化双腿线条。

练习要诀： 在练习过程中，上半身向后仰的时候，可以借助双手肘的力量托起上身，减轻身体后仰的速度。

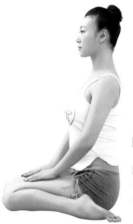

STEP 1: 跪坐，臀部坐在两脚脚后跟之间的地上，吸气，腰背向上挺直，双手自然放于大腿上。

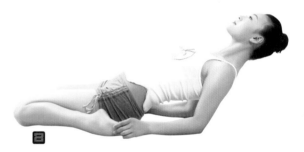

STEP 2: 呼气，上半身向后，双手抓住双脚，手肘弯曲，前臂支撑着缓缓向下躺。

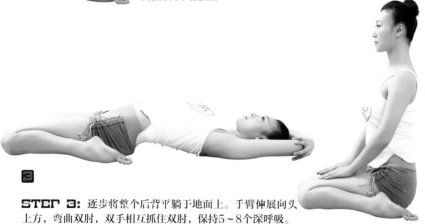

STEP 3: 逐步将整个后背平躺于地面上。手臂伸展向头上方，弯曲双肘，双手相互抓住双肘，保持5～8个深呼吸。

STEP 4: 屈肘，手肘支撑，上身缓缓起身，还原至初始姿势。

11.消除背部僵硬：战士三式

* 战士三式是战士一式的后续体式，传达的是一种和谐、均衡与力量。这个体式能够充分锻炼到背部、腹部和腿部。

PLEASE FOLLOW ME

建议练习时间：
上午9点或下午4点
方便系数：★★
呼吸方式：腹式呼吸
练习次数：2次

漂亮妈妈有氧功效：

拉伸背部肌肉群，消除背部僵硬；帮助收缩和加强腹部器官功能。

锻炼腿部肌肉，使其更为匀称和强健，线条更为柔和；保持身体的均衡，恢复脊椎的弹性，矫正不良姿势。

锻炼臀肌，使臀部更挺翘。

练习要诀：战士三式是一个较大难度的动作，初学者要根据自身条件完成，不可勉强。

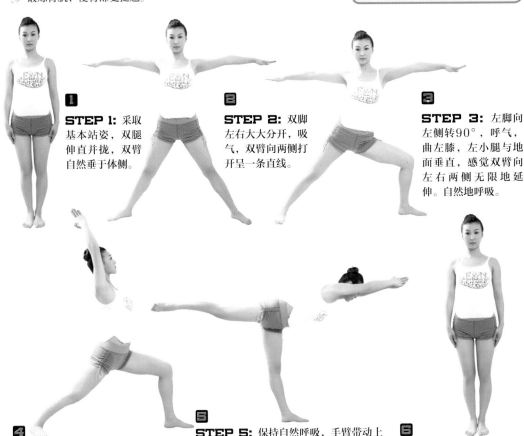

STEP 1: 采取基本站姿，双腿伸直并拢，双臂自然垂于体侧。

STEP 2: 双脚左右大大分开，吸气，双臂向两侧打开呈一条直线。

STEP 3: 左脚向左侧转90°，呼气，曲左膝，左小腿与地面垂直，感觉双臂向左右两侧无限地延伸。自然地呼吸。

STEP 4: 呼气，上半身向左侧扭转，同时双手合十于头顶，大拇指交叉相扣，保持上半身挺直，目视前方，坚持这个姿势3～5个深呼吸。

STEP 5: 保持自然呼吸，手臂带动上半身，向前倾，同时重心移动到左腿上，呼气，向后抬起并伸直右腿，让上半身和右腿呈一条直线平行于地面。尽可能的坚持这个姿势，保持3～5个深呼吸。

STEP 6: 呼气，曲左膝，顺势放下右腿，上身回正，还原至初始站姿。换方向继续练习。

12.滋养背部神经：飞蝗虫式

* 飞蝗虫式就像一只趴在地上的蝗虫，头部、胸部和腿部同时离开地面，只有腹部着地，承受着整个身体的重量。

PLEASE FOLLOW ME

建议练习时间：
上午8点、中午2点或晚上7点
方便系数：★★★
呼吸方式：腹式呼吸
练习次数：4次

漂亮妈妈有氧功效：

🍃 双腿上抬的姿势带来的爆发力能让臀部紧致，改变肌肉松弛现象，而且能使下垂的臀部得到提升。

🍃 充分锻炼臀大肌，有效地刺激臀部脂肪群，促进脂肪的分解和燃烧，臀部肥大的产妇特别要多加练习此式。

🍃 按摩骨盆区域，消除腰腹部多余赘肉，加强肌肉群力量。

🍃 上半身在上抬离地的时候也充分拉伸到了脊椎和后腰，加强了此区域的弹力和柔韧性，缓解坐骨神经痛，并能滋养背部神经。

🍃 充分拉伸手臂，充分锻炼整个手臂的肌肉。

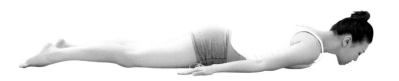

1

STEP 1: 俯卧，下巴抵住地面，双腿打开，双手手掌贴地放于两侧，掌心向下。

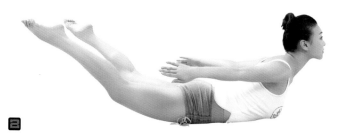

2

STEP 2: 吸气，同时向上抬起上半身，手臂和双腿，尽可能让胸部和大腿抬离地面。保持此姿势3~5个深呼吸。

练习要诀： 腿部上举的时候要尽量向上和向外伸，收紧双腿肌肉，从而拉伸腰部，以达到最好的效果，另外，双臂也要配合双腿完全伸展开来。

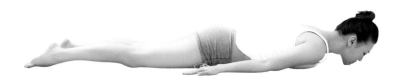

3

STEP 3: 呼气，身体还原至初始姿势。

13.缓解产后腰痛：风吹树式

在练习风吹树式时，身体犹如树般来回摆动。在练习时意识应集中感受背部和腰侧肌肉的拉伸和力度。

PLEASE FOLLOW ME

建议练习时间：
早上7点或晚上7点
方便系数：★★★★
呼吸方式：腹式呼吸
练习次数：2次

漂亮妈妈有氧功效：

双臂带动上半身下弯的过程中得到最大程度地紧绷，能美化手臂曲线。

通过上半身的伸展和弯曲，能锻炼腰部肌群和改善腹部脏器、促进肠胃蠕动、加强消化和吸收功能，有效改善便秘等。

侧弯腰的动作能充分地拉伸腹外斜肌，缓解产后腰痛，歼灭腰侧赘肉，紧致腰身线条。

锻炼双腿肌肉，加强脚踝力量。

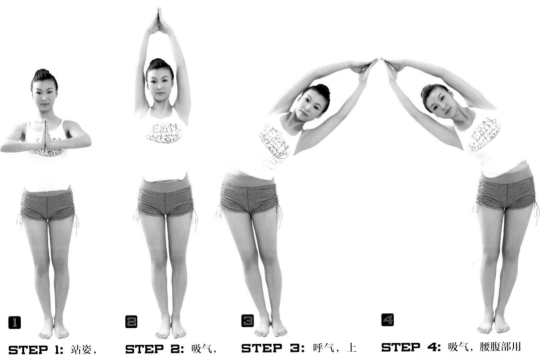

STEP 1: 站姿，双腿伸直并拢，双手于胸前合十，腰背挺直，目视前方。

STEP 2: 吸气，双臂缓缓向上伸直，高举过头顶，大臂尽量贴近耳朵。

STEP 3: 呼气，上半身向左侧弯腰，保持2~3个深呼吸，感受右侧腰肌拉伸紧绷的感觉。

STEP 4: 吸气，腰腹部用力，双臂带动上半身回正，换另一侧重复练习。呼气，身体还原至基本站姿。

练习要诀： 在练习时，意识应集中感受背部和腰侧肌肉的拉伸和力度。

14.增强腰部力量：眼镜蛇扭转式

● 眼镜蛇扭转式需要身体从躯干向上抬起，然后分别向左右两边扭转，如同一条正准备进攻而极有警惕性的眼镜蛇。

PLEASE FOLLOW ME

建议练习时间：
上午8点、下午3点或晚上9点
方便系数：★★★★
呼吸方式：腹式呼吸
练习次数：6次

漂亮妈妈有氧功效：

🐍 转身时能最大限度地拉伸腰腹部肌肉，使附近肌肉群得到充分地锻炼和伸展。

🐍 强健背部的肌肉和韧带，促进背部血液循环，缓解背痛和轻微的脊椎损伤。

🐍 身体还原时，血液涌向双肾，能加强肾脏和生殖器官功能。

🐍 扩展胸部，能强健心肺部，柔软脊椎。

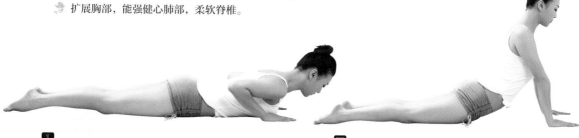

STEP 1: 俯卧，双腿打开，双手手掌放在胸膛两侧的地面上，掌心向下，双臂弯曲，上臂与地面保持平行，头部向上微微抬起。

STEP 2: 吸气，用双臂的力量撑起上半身，腰背挺直，肩膀放松下沉，目视前方。

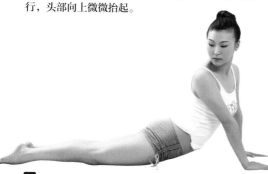

STEP 3: 呼气，头和上半身向右后方扭转，眼睛看向脚后跟，手臂不要弯曲。

STEP 4: 吸气，身体回到正中位置；呼气，换另一边练习。身体还原至初始姿势。

练习要诀：无论头部转向哪个方向，上半身都要向那方向略略转动。在做动作的过程中，手臂要尽量保持伸直状态。

15.歼灭腹部赘肉：磨豆功

* 在古印度，妇女在研磨豆子时，仿佛是在进行某种冥想的仪式，身体非常专注地保持某些特定的姿势。

PLEASE FOLLOW ME

漂亮妈妈有氧功效：

* 充分按摩腹部器官，锻炼腹肌，滋养肾脏。
* 强健下背部和大腿的肌肉线条。
* 活动胯部和腿后肌肉，帮助更快速地塑造出流畅的腰腹部曲线。

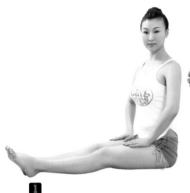

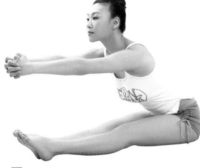

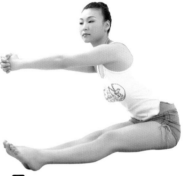

STEP 1: 吸气，长坐，双腿伸直并拢，双手自然放于大腿上。

STEP 2: 双手握拳，双臂前伸且平行于地面。在保持双臂平行于地面的情况下，吸气，上半身尽量向前倾。

STEP 3: 呼气，向右转动。

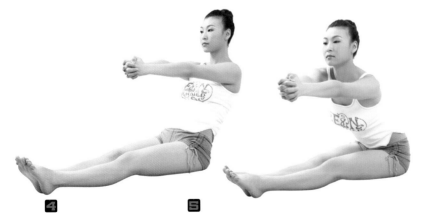

STEP 4: 吸气，向后倾。

STEP 5: 呼气，向左转动，始终保持自然的呼吸，重复绕圈，就像推磨盘一样，重复3~5圈后，身体回正中，腰背挺直，身体还原至基本坐姿。

练习要诀： 在练习的过程中，始终保持两侧坐骨重心的平均下沉，让脊柱更好地向前后左右转动，以更好地锻炼到腰腹部正面和侧面的肌肉群。

16.淡化妊娠纹：腹部紧缩式

● 腹部紧缩式是一个拉伸强度较大的动作。经常练习有助于消除腹部妊娠纹、去除腹部堆积的脂肪，同时有助于缓解背部肌肉紧张。

PLEASE FOLLOW ME

建议练习时间：早上7点或睡前
方便系数：★★★★
呼吸方式：腹式呼吸
练习次数：2次

漂亮妈妈有氧功效：

🌿 增强腹部肌肉的力量，消除腹部的赘肉，有效淡化和消除妊娠纹。

🌿 强化肩关节，缓解颈部疼痛。

🌿 拉伸脊柱，强健背部，缓解背部肌肉疲劳。

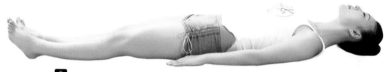

STEP 1: 仰卧，双手自然放于体侧，掌心贴地。

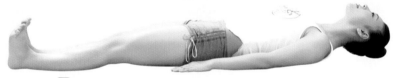

STEP 2: 双腿并拢伸直，吸气，脚尖勾起，脚跟紧贴地面。

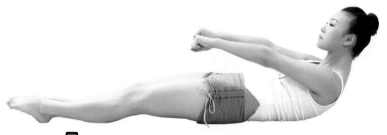

STEP 3: 呼气，头部向上抬起，双手握拳，肩膀离地，脚尖向下。下背部和双腿紧贴地面，注意不要屏气。保持6次呼吸，然后还原至初始姿势。

> **练习要诀：** 在练习过程中，双腿和双脚应并拢，抬起肩膀时注意要紧缩腹部。

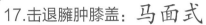

17.击退臃肿膝盖：马面式

* 完成后整个身体形似马脸而得名。一开始练习时，保持平衡有点难度，膝部会感觉疼痛。随着练习次数的增加疼痛会逐渐消失。

PLEASE FOLLOW ME

建议练习时间：
上午10点或下午3点
方便系数：★★★
呼吸方式：腹式呼吸
练习次数：2次

漂亮妈妈有氧功效：

🌿 刺激膝关节，强化膝盖，预防膝盖水肿。

🌿 柔软肩关节，放松双肩。

🌿 改善新妈妈腹部肌肉的松弛，预防下半身肥胖。

🌿 使髋部获得充分的血液循环，补养骨盆区域。

🌿 缓解骶骨区域的僵硬。

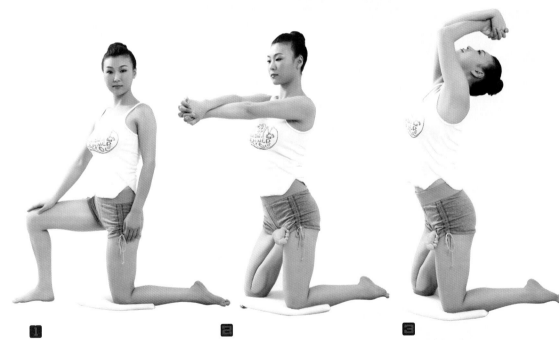

STEP 1: 左膝跪立（最好跪在垫子上），右腿屈膝，保持腰背挺直，稳住重心。

STEP 2: 右膝缓慢着地，同时拉起右脚板置于左大腿处，双手交叉握拳。

STEP 3: 吸气，上身向后仰，手肘弯曲或者伸直，深呼吸，保持数秒钟。呼气，还原，然后反方向继续练习。

练习要诀：在做后仰动作时，不可勉强，以防造成头晕。

18.最美的足下风情：勾脚运动

* 钩脚运动可以随时在家练习，仰卧在床上或者地面上都可以做这个简单而有效的运动。剖宫产妈妈也可以练习此式。

PLEASE FOLLOW ME

建议练习时间：
上午9点、下午4点或晚上9点
方便系数：★
呼吸方式：腹式呼吸
练习次数：2次

漂亮妈妈有氧功效：

🦶 强力伸展小腿肚，美化小腿曲线，促进下半身血液循环，预防腿肚抽筋。

🦶 灵活踝关节，去除脚踝水肿。

🦶 锻炼产后松弛的腹部肌肉，防止脂肪堆积于腹部，加强腹部力量，重拾弹性。

练习要诀： 脚尖伸直与勾回的力量是重点，要一直反复练习到小腿有酸痛感才会有效果。腰部、背部紧贴地，双腿交叉的幅度适中为好，不能过大。

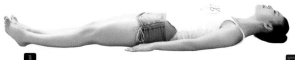

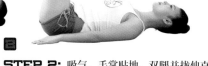

STEP 1： 平躺，双手自然放于身体两侧，掌心贴地。身体放松做深呼吸。

STEP 2： 吸气，手掌贴地，双腿并拢伸直慢慢抬起，直至抬高与身体成90度，膝盖保持挺直，绷脚背，停留2~3个深呼吸。

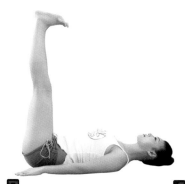

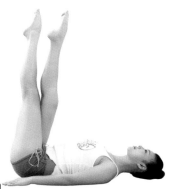

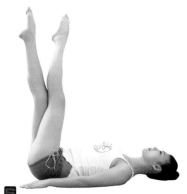

STEP 3： 呼气，勾脚尖，停留2~3个深呼吸。

STEP 4： 吸气，绷脚背，双腿在空中重复交叉呈剪刀状，坚持3~5个深呼吸。

STEP 5： 重复练习。

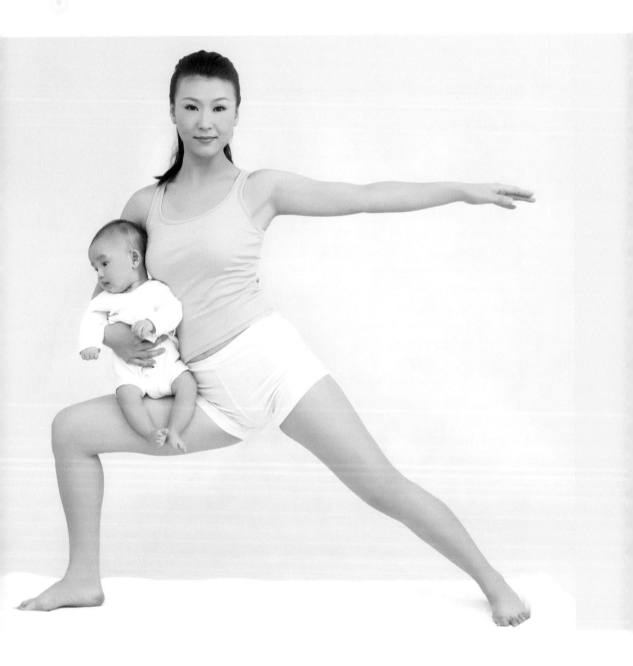

第二章
顺产妈妈产后塑形美体有氧操，做一个曲线窈窕的时尚辣妈

Chapter 02
Postpartum
Aerobics Body Shaping

厌倦了跑步、爬山等消耗体力的项目，
给自己尝试点新鲜的吧！
运动没有任何规则，
只要找到属于自己的方式，
就能让美丽张扬地释放。
有氧操让您自然地跳跃、无拘无束地伸展，
如天鹅般的优美和轻盈。
让运动中的您成为最美丽的妈妈！

Pretty Mom's Aerobic Exercises
一、恋上有氧操，舞动漂亮妈妈的爱之奇迹

有氧操就是我们常说的"健身操"与"健美操"，它是有氧运动的一种，其运动特点是具有中、低运动强度，是能持续一定时间的全身性运动。有氧操首先是对心肺功能的锻炼效果极佳，它更是一种最适合女性用来取得减肥突破的趣味运动。一堂有氧操一般时长为45 ~ 60分钟，运动强度始终保持在中等强度，因此它除了能锻炼身体、增加力量、增强免疫力之外，还对燃烧脂肪和改善体形有着超强的功效。相比于其他有氧运动，如：慢跑、快走、骑单车等，它更加的时尚生动，舞种风格各异，所以不枯燥乏味。

1. 新妈妈练习有氧操的好处

在这个健康至上的时代，有氧操成为一种令现代女性为之怦然心动的健身形式！它的操作动作是优美轻盈、令人赏心悦目的肢体语言。成套的练习更是舒展、流畅，极具韵律感。爱上健美操是女性的天性所致，因为它就是一种展现女性体态美不可缺少的催化剂，在流行音乐的带领下能提高身体的协调能力、增强韵律感、快速燃烧脂肪！

● 形体美与气质美的完美结合

有氧操的目的是在健身的基础上把形体美、姿态美、动作美和气质美有机地结合起来，注重外在美的雕琢，又强调内在美的凝炼。

● 科学、严谨、全面的动作编排

本章为您介绍的3套有氧操的动作是以人体生理学、人体解剖学、营养学、心理学、人体造型学、体育美学等多学科科学理论为指导进行编排的。每套操的动作结构、动作强弱、动作顺序、训练时间，对身体各部位的作用，心率、代谢等诸多因素，都经过科学的测定

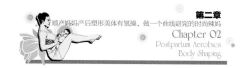

和分析，因而具有明确的针对性和严密的科学性。

● 功效显著、优美百变的动作

有氧操的动作还结合了体操中的徒手动作和队列队形、舞蹈中的现代舞、古典芭蕾和民族舞的基本动作等。但这些动作已不再是单纯的体操和舞蹈动作，而是按照有氧操的特点，经过再创造形成有氧操的特有动作。它的动作具有讲求实效、简单易学、优美舒展、活泼多变、富有弹性、锻炼小关节和对称活动多等特点。这些动作通过科学有序的排列组合和重复，成为具有特定功能，如丰胸、美臀、美腿的动作套路。

● 解放身体，舒缓压力的音乐

音乐是有氧操的灵魂。一套操没有理想的音乐配合，是不会受到练习者欢迎的。有氧操的特点和风格主要是通过音乐的协调配合而表现出来的，因此，音乐的旋律和风格与动作的性质、节奏以及练习者的情绪必须融为一体，否则有氧操的艺术性就无从体现。在做有氧操时，可以选用节奏感较强的音乐或歌曲。音乐给人一种松弛和宁静的感觉。当动作与音乐旋律协调一致时，会激发你的激情，给你带来愉快和美的享受，还可以延缓疲劳的出现！

2. 练习有氧操的注意事项

有氧操是一种运动强度适中的体操，可以有效地增强心肺功能和肌肉力量，同时又能确保营养素（糖、脂肪、蛋白质）的有氧代谢。新妈妈练习有氧操，要循序渐进，让身体有一个适应的过程。

● 必须进行的热身运动

准备活动是一种有效的预防措施，它能使身体主要活动的关节、韧带、肌肉温度升高，灵活性增强，提高神经系统兴奋性和心血管活动水平，从而防止运动伤害的发生。

● 打造科学合理的瘦身计划

从事有氧操锻炼要根据自身体质和运动负荷的承受能力，恰当地安排运动的时间、强度、练习组数等。练习要遵守循序渐进的原则，持之以恒、科学地进行锻炼。以情绪饱满，疲劳中有满足感的状态为佳。

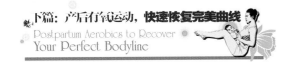
女人都是水做的

进行有氧操锻炼，在消耗大量热能的同时，机体也失去了大量的水分。因此，在锻炼过程中应注意及时补充体内流失的水分，以保证身体健康和正常的机体需要。补充水分的方法最好是少量多饮，一般在运动开始前 10 ~ 15 分钟，饮 400 ~ 600 毫升水，作为体内水的临时储备。运动过程中和运动后大量饮水会影响身体健康，因为大量水分骤然进入体内，会使血液稀释和血容量增加，从而加重心脏负担。

有氧美人饮食注意多

参加有氧操运动前后的饮食也极其重要。空腹参加有氧操锻炼不可取。一般在进食后 1.5 ~ 2.5 小时才可以进行锻炼；运动后休息 30 分钟以上再进食。

服装环境少不了

参加有氧操锻炼最好选择有弹性、纯棉、柔软、舒适得体的服装。每次练习后，要及时清洗服装，保持衣服干爽、柔软。选择鞋子时不仅要大小合适，而且要有衬垫，并具备一定的弹性和弯曲性。切忌穿高跟鞋、厚底鞋。

锻炼场所最好选择空气清新、噪声小的健身场所。室内锻炼应保持光线明亮，通风良好，地面平整洁净。不宜在水泥地、大理石地或柏油场地等硬度高、无弹性的场地进行练习。

经期注意事项

月经期的锻炼应因人而异。身体健康、月经正常者，在月经期进行适当运动，可以减轻身体负担和烦躁等不良反应，起到调节情绪、舒筋活血、减缓经期腹部疼痛的作用。但应注意运动量不宜过大，拉伸练习应减小动作幅度，避免过多的跳跃运动和垫上的腰腹肌练习。

病了不要勉强自己

有慢性病的人要在医生的指导下进行适当锻炼，有心血管疾病者应减少剧烈运动，避免快速旋转头部和突发性动作。

凡有各种内脏疾病，如心、肺、肾、肝疾病的急性阶段；恶性肿瘤、体温增高的急性疾病以及有出血倾向的疾病不宜参加有氧操的锻炼。患重感冒时也最好停止运动。

Strong Fat-burning Aerobics
二、强效燃脂有氧操，让新妈妈身体轻盈心飞扬

这套有氧操通过对胸部、腰部、臀部、腿部四个重点部位的锻炼来达到塑身美体的目的，每天 15 分钟以上的有氧操运动可以让你拥有充满弹性的胸部、纤细柔软的腰肢、浑圆结实的臀部、修长匀称的美腿，打造出明星级傲人的身材，塑造出名模般完美的体态，让我们现在就开始吧！

1.上两步抬腿

建议练习时间：上午9～10点	
方便系数：★★★★★	
呼吸方式：腹式呼吸	
练习次数：5～10次	

PLEASE FOLLOW ME

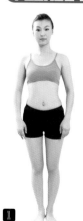 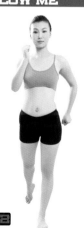 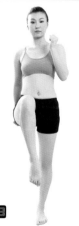 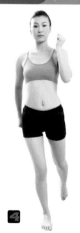 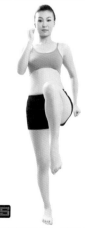

1
STEP 1: 以预备站姿站立，双手自然垂放于体侧，双脚并拢，腰背挺直，目视前方。

2
STEP 2: 左脚向前上步，手臂自然摆动（右臂前、左臂后）。

3
STEP 3: 提起右腿，右大腿保持平行于地面，身体直立，保持腰背挺直，手臂配合自然摆动。

4
STEP 4: 右脚向前落地迈步。

5
STEP 5: 提起左腿，左大腿保持平行于地面，身体直立，保持腰背挺直，手臂配合自然摆动。

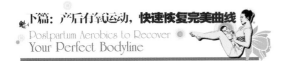

2.Baby漫步+旋转360°

PLEASE FOLLOW ME

建议练习时间：上午9～10点
方便系数：★★★★★
呼吸方式：腹式呼吸
练习次数：5～10次

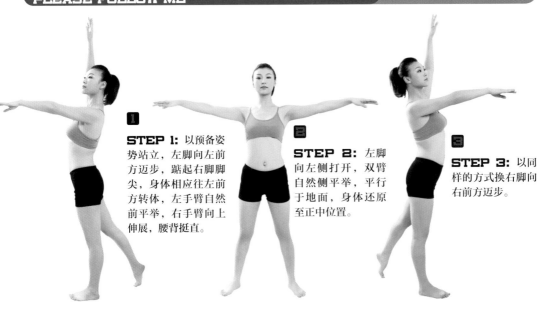

STEP 1: 以预备姿势站立，左脚向左前方迈步，踮起右脚脚尖，身体相应往左前方转体，左手臂自然前平举，右手臂向上伸展，腰背挺直。

STEP 2: 左脚向左侧打开，双臂自然侧平举，平行于地面，身体还原至正中位置。

STEP 3: 以同样的方式换右脚向右前方迈步。

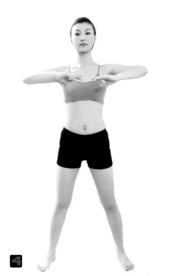

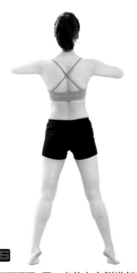

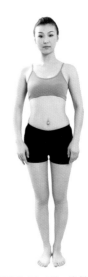

STEP 4: 身体还原到中心点，双臂屈肘自然放于肩前。

STEP 5: 身体向右侧进行180°旋转，踮起双脚。

STEP 6: 再一次转体，身体还原到预备姿势。

Kickboxing Aerobics
三、动感搏击健身操，让新妈妈刚柔并济更具魅力

　　搏击操结合了拳击、泰拳、跆拳道、散手、太极的基本动作，遵循健美操最新编排方法，是配合在强有力的音乐节拍下完成的一套既具塑身效果又能强身健体的有氧操。一节完整的搏击操会消耗大量的热量，练习 1 小时可以消耗 600 卡的热量。搏击操动作多变，包括直拳、勾拳、摆拳、正踢、侧踢、侧蹬等搏击动作，而且在做每个动作时要求迅猛、有爆发力，所以在锻炼全身每一块肌肉的同时，我们身体的弹性、柔韧性及反应速度也将得到前所未有的提高。

1.交替直拳＋摆拳
PLEASE FOLLOW ME

建议练习时间：下午4~5点
方便系数：★★★★★
呼吸方式：腹式呼吸
练习次数：5~10次

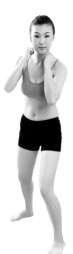

STEP 1: 预备姿势站立，左脚向前迈一步，微微屈膝，双手屈肘握拳置于腭下。

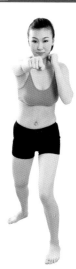

STEP 2: 出右直拳，此时注意右手臂要尽量保持伸直状态，出拳时将肩膀和腰部作为发力点。

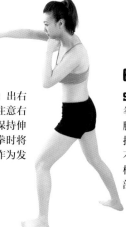

STEP 3: 右臂摆拳，此时注意将肩膀、肘关节和拳头保持水平状态，肘关节不要下压，发力点同样在腰部、肩部和肘部。转动腰部。

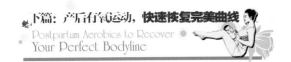
2.摆拳+侧踢

PLEASE FOLLOW ME

建议练习时间：下午4～5点	
方便系数：★★★★★	
呼吸方式：腹式呼吸	
练习次数：5～10次	

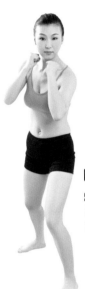

STEP 1: 预备姿势站立，左脚向前上步。

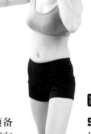

STEP 2: 转腰的同时转右脚脚跟，右手出摆拳。

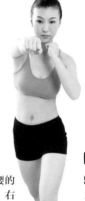

STEP 3: 腰部向左侧发力转动，右手肘关节向前摆动。

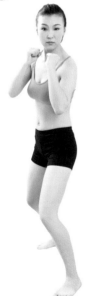

STEP 4: 收回右手。

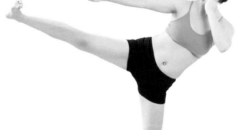

STEP 5: 右腿发力，向左上侧用力踢出去，右臂伸直下压。此时注意身体不要前倾，不要撅臀。收回身体还原至预备姿势站立。

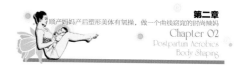
Energetic Dumbbell Exercises
四、活力哑铃操，让新妈妈成就力与美的蜕变

　　以下为大家编排的这套哑铃健美操，不仅能帮助解决运动量不足的问题，其提高基础代谢、燃烧肌肉中的脂肪效果是无与伦比的。人体最能燃烧能量的部位，便是心脏和肌肉。其中，肌肉又是人体内最多的组织，所以只要锻炼肌肉，便可以减少体重和体内脂肪，达到最理想的减肥塑身效果。

1.持铃侧点摆臂	建议练习时间： 上午9点、下午3点或晚上7点 方便系数：★★★★★ 呼吸方式：腹式呼吸 练习次数：5～10次
PLEASE FOLLOW ME	

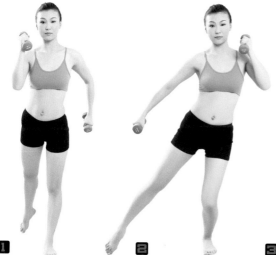

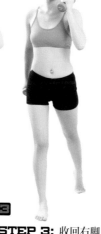

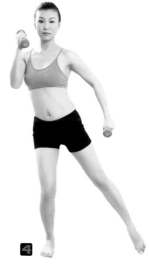

STEP 1: 左脚向前上步，双手持铃自然摆臂，右手屈肘置于体前，左手向后微微后摆。

STEP 2: 屈左膝，右脚向右侧点地，双臂交换摆动。

STEP 3: 收回右脚，并向前迈　步，双手持铃自然摆臂。

STEP 4: 屈右膝，左脚向左侧点地，双臂交换摆动。

2.持铃半蹲转体

PLEASE FOLLOW ME

建议练习时间：
上午9点、下午3点或晚上7点
方便系数：★★★★★
呼吸方式：腹式呼吸
练习次数：5~10次

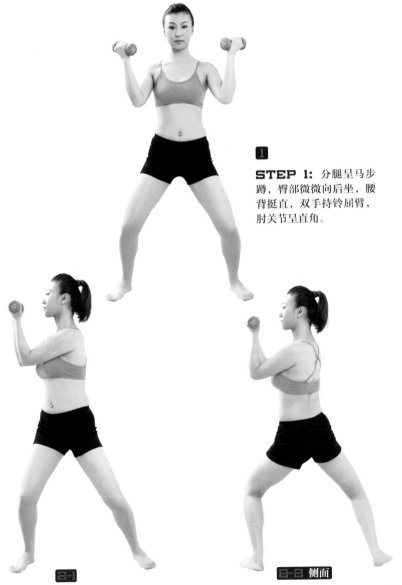

STEP 1: 分腿呈马步蹲，臀部微微向后坐，腰背挺直，双手持铃屈臂，肘关节呈直角。

2-2 侧面

STEP 2: 保持下半身姿势不动，持铃向右转动上半身。身体回正，反方向练习左侧。

3.侧腰提铃

PLEASE FOLLOW ME

建议练习时间：
上午9点、下午3点或晚上7点
方便系数：★★★★★
呼吸方式：腹式呼吸
练习次数：5～10次

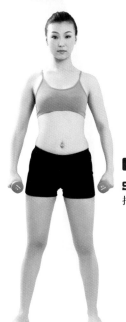

STEP 1: 分腿站立，双手持铃自然垂于体侧。

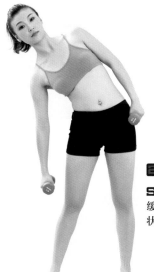

STEP 2: 呼气时，身体缓缓倒向右侧，身体呈弯曲状，胯部保持不动。

STEP 3: 吸气，身体回正。换左侧弯曲。

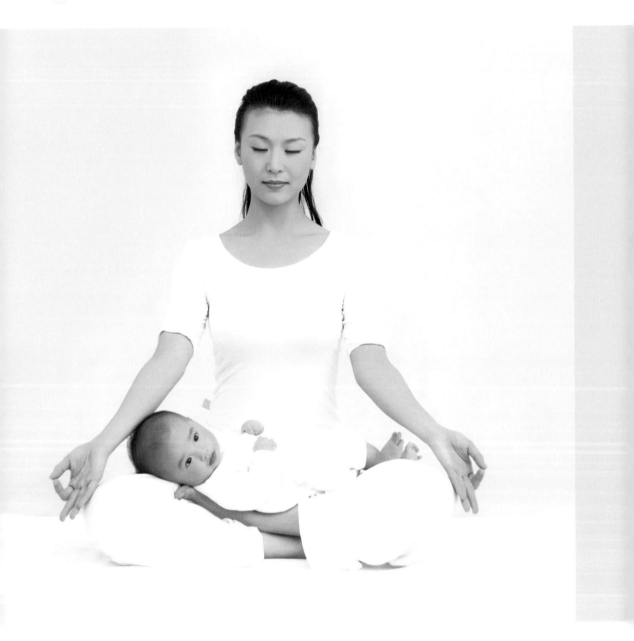

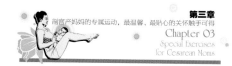
第三章
剖宫产妈妈的专属运动，
最温馨、最贴心的关怀触手可得

Chapter 03
Special Exercises
for Cesarean Moms

产后挂满赘肉的身体让剖宫产妈妈烦恼不已。

想要尽早寻回美丽，

却因为腹部的伤口而不敢轻举妄动。

请不要愁眉苦脸，

舒缓的瑜伽体式是剖宫产妈妈的福音。

做个漂亮、性感的妈妈没有想象中的那么难，

只要有心，瑜伽这种绿色有氧运动，

就能让您实现美丽童话。

Special Breathing
for Cesarean Moms

一、专属于剖宫产妈妈的呼吸法，在一呼一吸间体会能量的流动

　　腹式呼吸法又叫"横膈膜呼吸法"，练习时用肺部的底部进行呼吸，感觉只有腹部在起伏，胸部相对不动，一次吸气、呼气和屏气为一个调息周期。通过这种方式，对吸入的气体进行控制，能使膜状肌更为有力，让呼吸的时间和周期变得深长而有规律。腹式呼吸法可以按摩腹部器官，消除腹部赘肉，加速全身的血液循环。

◉ **PLEASE FOLLOW ME**

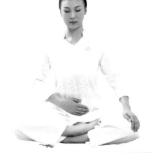

STEP 1： 选择一种舒适的瑜伽坐姿，腰背挺直。右手轻轻搭放在腹部肚脐的位置，吸气时，用鼻子把新鲜的空气缓慢深长地吸入肺的底部，随着吸气量的加大，胸部和腹部之间的横膈膜就会向下沉，腹内脏器官下移，小腹会像气球一样慢慢鼓起。

STEP 2： 呼气时，腹部向内、朝脊椎方向收紧，横膈膜自然而然地升起，把肺内的浊气完全排出体外，内脏器官回复原位。

【TIPS】

自制蛋清肚膜，轻松消除妊娠纹

　　妊娠期由于皮肤的胶原纤维和弹性纤维组织被破坏，准妈妈皮肤会变薄变细，加上胎儿一天天发育长大，准妈妈的腹部不断膨胀，导致腹部的皮肤过度伸张，皮下很多胶原纤维和弹性纤维最终被"拉断"，准妈妈的皮肤变得更薄，于是皮下血管的颜色就透了出来，形成呈现紫色或粉红色的妊娠纹。

　　妊娠纹的出现是正常的生理现象，但却有损美观。给新妈妈介绍一种经济而有效的方法，再顽固的妊娠纹也能消掉。准备2个鸡蛋，将蛋清与蛋黄分离，先在腹部妊娠纹区域按摩10分钟，再把蛋清敷在局部，轻轻地揉搓15分钟，最后擦干。如果嫌麻烦，还可以用维生素E胶囊代替蛋清外敷。方法很简单，洗完澡后戳破维生素E胶囊，将其中的液体均匀地涂抹在腹部、大腿这些有妊娠纹的部位，按摩几分钟，每天1次，只要坚持，就能赶跑妊娠纹。蛋清富含优质蛋白质、无机盐、维生素、微量元素、活性物质等，能够有效地促进细胞代谢，帮助皮肤组织修复，紧致肌肤。维生素E可以使皮肤的成纤维细胞活性增强，弹性纤维合成增加，能很好地解决新妈妈腹部皮肤弹性纤维脆弱、分解的问题。

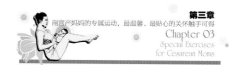

Special Asanas
for Cesarean Moms
二、专属于剖宫产妈妈的体式法，在一静一动中悉心呵护全身

剖宫产的新妈妈与顺产的新妈妈因为生产方式不同，产后恢复情况也不一样。剖宫产新妈妈们要根据自己的身体状况决定练习的强度。在拆线前适当地做一些动作轻柔的运动，产后6～8周或更长的时间之后，做一些较大幅度的运动，且运动时更需小心。适当的运动能够防止剖宫产术后盆腔脏器之间的粘连，还能够增强体质、恢复身材。下面为剖宫产妈妈精心挑选了10个有效体式，让妈妈在运动中获得重重惊喜。练习要持之以恒才能收获成效！

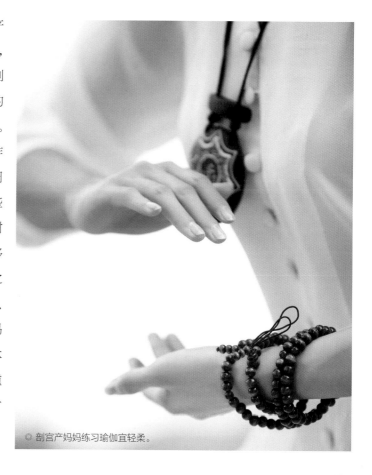
◎ 剖宫产妈妈练习瑜伽宜轻柔。

1.锻炼肩胛骨：鸟王式

* 鸟王式完成后，形似一只霸气的鹰。这个体式不仅能够增强两肩的弹性、消除肩膀僵硬，而且有很好的美背效果。

PLEASE FOLLOW ME

漂亮妈妈有氧功效：

* 双臂反复环绕时，可以加强肩部的灵活性，使位于后背两侧呈对称分布的两块肩胛骨一张一合，充分燃烧上背部的脂肪，让"蝴蝶骨"日益明显。
* 单脚站立是锻炼平衡感和协调感的极佳姿势，会使女性体态更加优美。
* 补养和增强脚踝力量，缓解腿部抽筋以及疼痛。

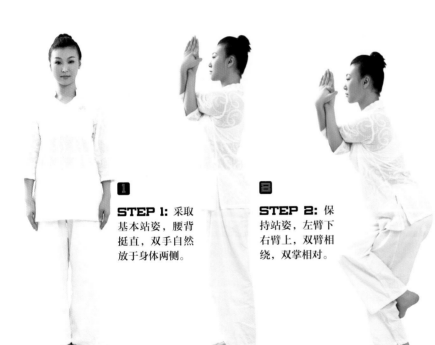

STEP 1: 采取基本站姿，腰背挺直，双手自然放于身体两侧。

STEP 2: 保持站姿，左臂下右臂上，双臂相绕，双掌相对。

STEP 3: 弯曲双腿，右小腿跨过左膝，右脚脚背钩住左腿小腿肚，吸气，目视前方。呼气，屈右膝，上身尽量向前倾，腹部贴近大腿。目视前方，保持这个动作3次呼吸，然后放松，身体还原至初始姿势，换另一条腿进行练习。

*练习要诀：*双臂环绕的动作一定要交替进行，以保证双臂和双肩的均衡伸展。如果您的膝关节僵硬，用脚背钩住小腿有困难的话，可以将一条腿跨过另一条腿并将脚尖点地即可。平衡能力不佳者，也可以坐在椅子上练习此动作以维持身体的平衡。

2.按摩乳腺：小云雀式

小云雀式是美胸效果非常明显的一个体式。这个体式能让胸部得到完全的扩展，起到按摩乳腺的效果。

PLEASE FOLLOW ME

建议练习时间：
上午9点或下午3点
方便系数：★★★★★
呼吸方式：腹式呼吸
练习次数：4次

漂亮妈妈有氧功效：

让胸部得到完全的扩展，提高乳房承托力，防止乳房下垂，在伸展身体前侧肌肉群时能美化胸部整体曲线，加强胸部肌肤弹性。

按摩腹部器官，加速腰腹部脂肪燃烧，促进消化系统运作，缓解胀气及消化不良和便秘。

充分拉伸双腿和脚趾，加速腿部脂肪燃烧，修正双腿整体线条。

STEP 1： 以舒服的姿势跪坐，双手掌心朝下放于大腿上，目视前方。

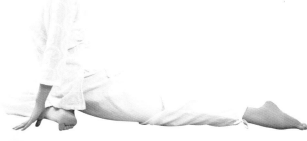

STEP 2： 吸气，右脚脚后跟收至会阴处，左腿自然向后侧打开，双臂撑于身体前侧，保持3次自然呼吸。

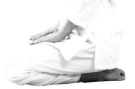

STEP 3： 吸气，身体还原至初始跪姿。

练习要诀： 在练习的过程中要保持手臂的笔直状态，意念集中在胸部即可。

3.扩展胸部：战士一式

※ 战士式得名于印度传说中的一位伟大的英雄人物，共有三个体式。战士一式能够培养人的勇敢，让您充满战士一般的阳刚之气。

建议练习时间：
上午8点或晚上7点
方便系数：★★★★
呼吸方式：腹式呼吸
练习次数：2次

PLEASE FOLLOW ME

漂亮妈妈有氧功效：

※ 双臂在上抬的过程中得到充分的锻炼，可以有效地消除手臂赘肉。

※ 强健脚踝和膝盖，锻炼大腿肌肉，使线条变得柔美。

※ 充分拉伸脊柱，还能纠正脊柱弯曲与双肩下垂，增强脊柱健康。

※ 增强背部力量，放松背部肌肉，纠正驼背、溜肩等不良姿势。

※ 使胸部得到完全的扩展，有助于深度呼吸，增加肺活量；减少臀部脂肪，美化臀形。

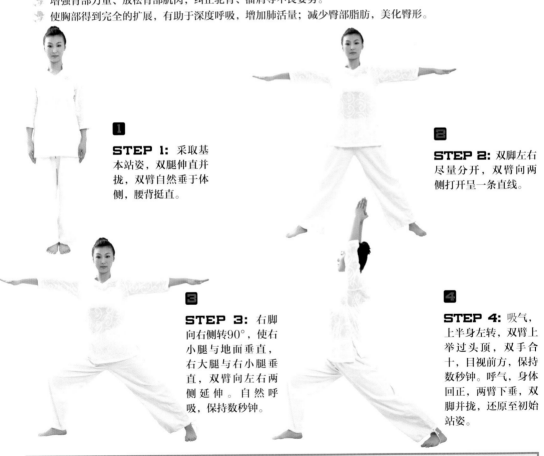

STEP 1： 采取基本站姿，双腿伸直并拢，双臂自然垂于体侧，腰背挺直。

STEP 2： 双脚左右尽量分开，双臂向两侧打开呈一条直线。

STEP 3： 右脚向右侧转90°，使右小腿与地面垂直，右大腿与右小腿垂直，双臂向左右两侧延伸。自然呼吸，保持数秒钟。

STEP 4： 吸气，上半身左转，双臂上举过头顶，双手合十，目视前方，保持数秒钟。呼气，身体回正，两臂下垂，双脚并拢，还原至初始站姿。

练习要诀： 这个体式不宜保持过长的时间，保持20～30秒钟即可。

4.紧致手臂肌肉：山式踮脚伸展式

* 只需踮起脚尖时伸展手臂，勾起脚尖时双手在胸前合十，简单的动作却能够有效地伸展手臂和双腿，达到紧实肌肉的效果。

PLEASE FOLLOW ME

建议练习时间：随时
方便系数：★★★★
呼吸方式：腹式呼吸
练习次数：4次

漂亮妈妈有氧功效：

🌿 充分地伸展手臂，紧实手臂内侧肌肉，美化手臂线条。

🌿 对小腿上较发达的肌肉有良好的紧缩效果。

🌿 肌肉结实后，可以保持小腿肌向上提拉的美好腿形和预防、减少皮下脂肪生成。

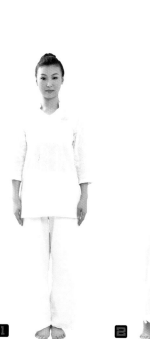 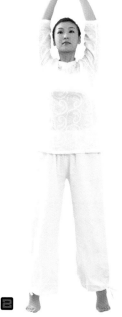 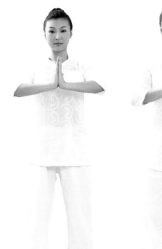 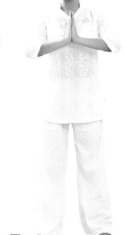

1 **STEP 1：** 站立，双脚并拢，手臂自然垂放于体侧。

2 **STEP 2：** 双脚分开与肩同宽，吸气，双手合十，双臂向上伸展，肩膀下沉，大臂贴近耳朵。保持这个姿势，缓缓抬脚后跟，踮起脚尖，保持身体平衡，保持自然地呼吸。

3 **STEP 3：** 呼气，屈肘，双手还原于胸前，同时放下脚后跟还原双脚。

4 **STEP 4：** 吸气，抬前脚掌，脚跟着地，膝盖绷直，保持3~5个深呼吸。呼气，身体还原至初始站姿。

> **练习要诀：** 练习时意念须集中在脚踝上，感受小腿周围肌肉的紧绷及变化，保持身体的直立。

5.伸展背部肌肉：猫式

* 猫式是模仿猫伸懒腰时的姿势。猫式是一种温和、有效的热身方式，配合柔和、缓慢的呼吸，能够很好地伸展背部和腹部肌肉、舒展骨盆，还能放松肩颈和脊椎，让身体舒适、精神放松、心情愉悦。

PLEASE FOLLOW ME

建议练习时间：上午9～10点
方便系数：★★★★
呼吸方式：腹式呼吸
练习次数：3～4次

漂亮妈妈有氧功效：

🌿 拉伸背肌和脊柱，消除背部僵硬和疲劳，使脊柱更富有弹性。

🌿 加强双臂双腿承重力，柔化四肢线条。

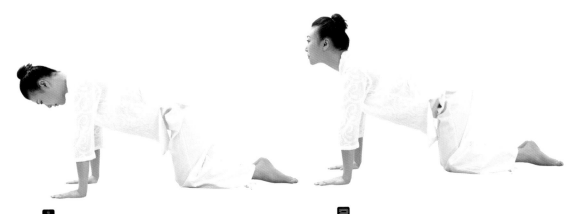

STEP 1: 身体呈四脚板凳状跪立，双手和双膝着地，手掌着地，脚背贴近地面。双臂、双大腿分开一肩宽，且与地面垂直。

STEP 2: 吸气，抬头，塌腰，提臀，眼睛向上看。

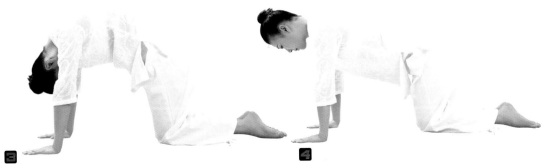

STEP 3: 呼气，低头，含胸弓背。收紧腹部肌肉，用下巴触碰锁骨，头尽量向下沉埋于双臂间，大腿始终垂直于地面。

STEP 4: 重复5～10次练习后，休息放松，身体还原至初始姿势。

6.强健双腿：虎式

* 这个体式效仿老虎，除了能让臀部更圆润、身体更强壮和结实外，还能够强健双腿。经常练习，您会发现全身的肌肉线条变得更加紧实、流畅，此式非常适合剖宫产妈妈练习。

建议练习时间：下午2点	
方便系数：★★★★	
呼吸方式：腹式呼吸	
练习次数：4次	

PLEASE FOLLOW ME

漂亮妈妈有氧功效：

✍ 通过上下抬腿的动作能不断重复伸展和收缩臀小肌和股方肌，挤压和消除臀部多余脂肪，提升臀部、美化臀形。

✍ 双腿在支撑和最大限度上抬的过程中得到充分的收紧和活动，使肌肉群力量增强。

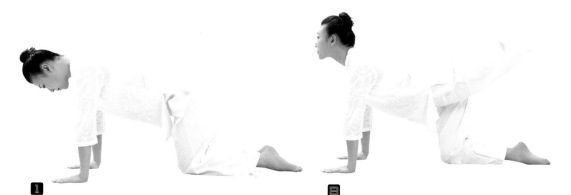

STEP 1: 身体呈四脚板凳状跪立，双手和双膝着地，脚背贴近地面。双臂、双腿分开一肩宽，且与地面垂直。

STEP 2: 吸气，抬头，塌腰，提臀，同时左腿向后蹬出，尽量抬高，保持身体重心上提（不要耸肩，尽量抬头，眼睛向上看）。

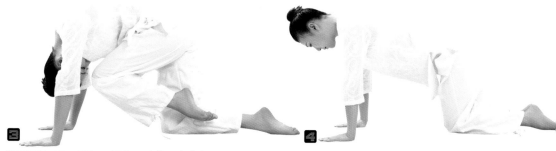

STEP 3: 呼气，低头，弓背，弯曲左腿于胸前，控制左脚不要着地，头尽量向下低，感觉鼻尖就要触到膝盖。保持3~5个深呼吸。

STEP 4: 深呼吸，身体慢慢还原至初始姿势，换另一侧继续练习。

7.防止臀部下垂：幻椅式

* 幻椅式让身体形成"之"字形，脚后跟、髋部和手臂向相反的方向伸展，如同要坐在一把假想的椅子上。幻椅式对强健双腿、平衡体态十分有益；还能强壮背部的肌肉群和腹部器官，缓解肩部僵硬，修正腿形。

建议练习时间：
早上7点、下午2点或晚上7点
方便系数： ★★★★
呼吸方式： 腹式呼吸
练习次数： 4次

PLEASE FOLLOW ME

漂亮妈妈有氧功效：

➷ 拉伸臀大肌，提升臀部线条。

➷ 舒展肩部，打开肩关节，有效缓解肩颈疲劳。

➷ 扩展胸部，使呼吸更深入，增加肺活量。

➷ 通过横膈膜的运动，轻缓地按摩心脏和肺部。

➷ 能纠正平时不正确的背部姿态，调整脊椎骨之间的排列，使脊椎充分展现出正常的4个生理弯曲，让背部呈现一种有柔和美感的自然曲线。

➷ 改善体态，使身体两侧肌肉得到更均衡的锻炼。

➷ 伸展跟腱，加强了双腿肌肉的力量；修正腿形，使双腿的整体线条更为柔美和紧致。

练习要诀： 在练习时，手臂伸直，肘部不要弯曲。屈膝时双腿尽量并拢，如果并拢时无法站稳，也可以将双腿微微分开，但必须尽量扩展胸部，保持脊椎挺直。尽量边呼气边使双肩向后打开，这有助于提升胸部，进一步美化背部曲线。

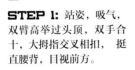

STEP 1: 站姿，吸气，双臂高举过头顶，双手合十，大拇指交叉相扣，挺直腰背，目视前方。

STEP 2: 想象自己臀下放着一把椅子，呼气时，屈双膝，缓缓向下坐。尽量保持上身挺直，感觉后背肌肉的收紧。自然地呼吸，保持3~5个深呼吸后起身还原。

8.协调全身：奎师那式变体

* 奎师那式变体是模仿瑜伽至尊人格首神Krishna吹笛子的姿态，表达人性的美好与纯真。据说Krishna的笛声是世界上最美妙的音符，而他吹笛子的神态更是令万物为之动容。

PLEASE FOLLOW ME

建议练习时间：
上午9点、下午3点或晚上7点
方便系数：★★★★
呼吸方式：腹式呼吸
练习次数：2次

漂亮妈妈有氧功效：

🍃 协调全身，增强平衡力；髋部和腰部左右扭动，促进身体中段区域的血液循环，加速新陈代谢。

🍃 燃烧腰部脂肪，同时使腰部肌肉得到强化，坚持练习就能拥有杨柳细腰。

🍃 增强双腿肌肉力量，美化腿部线条。

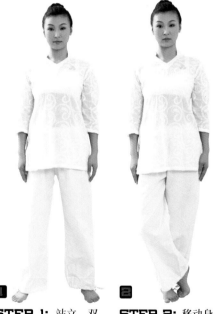
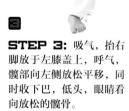
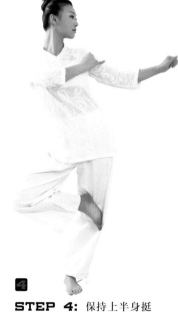

1 **STEP 1：** 站立，双腿分开，手臂自然下垂于身体两侧，腰背挺直，面向前方，保持全身的放松。

2 **STEP 2：** 移动身体重心向左侧，吸气，抬右脚放于左脚外侧，脚尖点地。

3 **STEP 3：** 吸气，抬右脚放于左膝盖上，呼气，髋部向左侧放松平移，同时收下巴，低头，眼睛看向放松的髋骨。

4 **STEP 4：** 保持上半身挺直，双手做左侧吹箫的姿势（双手拇指、小指伸直，其余手指弯曲），保持自然的深呼吸。换另一侧重复练习。

练习要诀： 在练习的过程中，要始终保持自然而均匀的呼吸，髋部的动作要随着重心的改变而平移，这样更容易保持平衡。不要勉强自己站立太长时间，以身体感觉舒适为准。

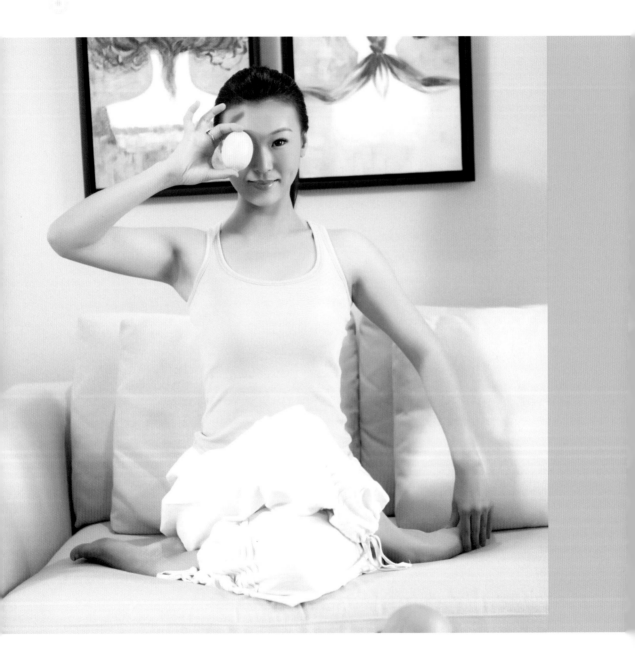

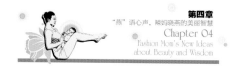

第四章
"燕"语心声，
辣妈晓燕的美丽智慧

Chapter 04
Fashion Mom's New Ideas
about Beauty and Wisdom

许多常见的天然食物都具有提亮肤色、消除色斑和保养皮肤的作用。

与其花大价钱用高科技的产品或针剂伪饰光鲜的肌肤，

不如坚持健康的饮食，多吃一些益气滋阴、健脾养肺的食物，

以达到补充胶原蛋白、抗氧化、抗衰老等效果。

从最简单、最轻松、最本真的吃吃喝喝开始，

做一朵天然去雕饰的清水芙蓉！

Food Therapy
for Health and Beauty
一、调养与美容，从最经济的食疗开始

　　追求靓丽的容颜，是新妈妈们热衷的。大多数新妈妈都希望不再依赖化妆品与美容整形手段，用最天然、最有效、最安全的养颜方法，让美丽由内而外地呈现。那我们就赶快行动吧！只要从日常饮食入手，就可以掌握美丽的秘籍。

1.坐月子这样吃，滋补到位真健康

　　进补是产后身体康复以及母乳喂养的前提，吃什么和怎么吃都很关键。月子进补应分阶段进行，第1周以代谢、排毒为主；第2周以收缩盆腔肌肉群以及子宫为主；第3周才开始真正进补，吃恢复和加强产后体力的温和性补品；第4周吃增强产妇体质的进补食品，使身体逐步恢复到最佳状态；第5周开始根据自己的生理特点进行调理。

● 月子第1周饮食任务：帮助新妈妈开胃、排出恶露

麻油猪肝

　　【材料】猪肝1个，带皮老姜25克，米酒水1～2碗，黑芝麻油（麻油）适量，淀粉少许

　　【做法】将猪肝洗净，切成薄片，滴几滴米酒，加少许淀粉搅匀腌5分钟，再冲一下水，沥干；老姜洗净，切成片；锅中倒入麻油加热，小火爆透姜片；放入猪肝翻炒几下，倒入米酒水，不上盖煮沸后即可。

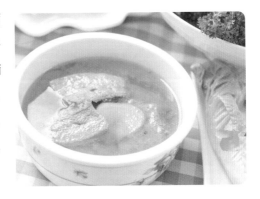

【好"孕"功效】猪肝含有丰富的铁、磷、蛋白质、维生素 A、卵磷脂和微量元素，是造血不可缺少的原料，同时还可帮助机体排出毒素；麻油猪肝是帮助产后新妈妈活血化瘀、排出恶露的上佳之选。

虾仁豆腐

【材料】虾仁 100 克，豆腐 200 克，葱花、姜末、盐、酱油、料酒、淀粉各适量

【做法】将虾仁洗净，用料酒、葱花、姜末、酱油、淀粉等腌好；将豆腐洗净，切丁；用旺火快炒虾仁，放入豆腐，加盐适量，炒匀调味即可。

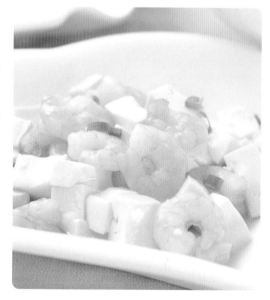

【好"孕"功效】豆腐营养丰富，不仅含有铁、钙、磷、镁等人体必需的多种微量元素，还含有糖类、植物油和丰富的优质蛋白，并且不含胆固醇，既能满足产后新妈妈的营养需求，又不致发胖；虾仁富含蛋白质和钙；虾仁豆腐清爽可口，易于消化，既能给产后新妈妈提供丰富的营养，又有利于通乳、下乳。

● 月子第2周饮食任务：帮助新妈妈补中益气

麻油猪肾

【材料】新鲜猪肾 1 个，带皮老姜 4 ~ 5 片，米酒水 70 毫升，黑芝麻油 25 毫升，盐适量

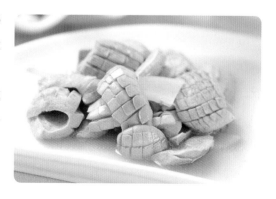

【做法】将猪肾用米酒泡后擦干，切成两半，把里面的白色尿腺剔除，在清洗干净的肾表面斜切成约 3 厘米宽的鱼鳃形花刀；老姜片先用黑芝麻油炒香，使其成浅褐色，

然后放入猪肾，用大火快炒，再倒入米酒水煮开，马上关火，盛起趁热吃（可以加少量盐或不加盐）。

【好"孕"功效】猪肾富含蛋白质、脂肪和维生素 B_1、维生素 B_2、磷、铁，可缓解腰酸痛，消除水肿。此菜可以帮助子宫收缩，促进新陈代谢。

山药当归牡蛎煲

【材料】牡蛎 100 克，鲜山药 250 克，当归 15 克，冬笋净肉 100 克，姜、盐各适量

【做法】取出牡蛎肉，用温水洗净；鲜山药洗净去皮，切成薄片，放入水中；冬笋切成与山药片大小一致的薄片；当归放入清水中浸泡 1 小时；把山药片、笋片一并放入瓦罐中，将当归连同浸山药的水一并倒入，再放姜、盐，中火煲 1 小时后放入牡蛎肉，中火续煲 15 分钟即可。

【好"孕"功效】本汤品中的牡蛎具有滋阴补虚的作用，而山药则可以健脾养胃，当归能养血，三者结合烹饪，有助于新妈妈产后元气的复原，也使宝宝的营养有了保证。此菜还有益气养血、润肠通便、预防产后便秘的作用。

月子第3周饮食任务：帮助新妈妈通乳

红枣黑豆炖鲤鱼

【原料】鲤鱼 1 条，黑豆 30 克，红枣 8 颗，葱半根，姜 2 片，盐、料酒各 2 匙

【做法】将鲤鱼洗净，去内脏切段；红枣洗净去核；黑豆淘洗干净，用清水浸泡 1 小时；葱切段，锅中放入适量清水并放入鲤鱼段，用大火煮沸后撇去浮沫。加入黑豆、红枣、葱段、姜片、盐和料酒，用小火煮至豆熟即可。

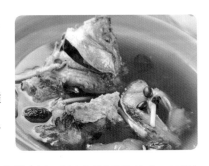

【好"孕"功效】鲤鱼的营养价值很高，含有极丰富的蛋白质且含胆固醇较少，可以帮助发奶；红枣含有机酸、维生素 A、维生素 C 和多种氨基酸等丰富营养成分，能保护肝脏、增强体力、养血安神；黑豆含有丰富的蛋白质，能活血利水、补虚乌发、延缓衰老、预防便秘。以上三种食材搭配，对于产后体虚、四肢水肿、少乳的新妈妈来说，是一道食疗佳品。新妈妈乳腺畅通后可常喝鱼汤。

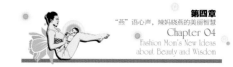

黄芪炖鸡汤

【材料】母鸡1只，黄芪50克，枸杞15克，红枣10颗，葱1棵，生姜2片，盐、米酒各适量

【做法】将黄芪装入滤袋内，母鸡洗净，汆烫、冲凉、切块，葱切段备用。将母鸡、黄芪、枸杞、红枣、葱、姜放入锅内，加入清水，小火炖焖1小时后加盐、米酒即可。

【好"孕"功效】此汤适用产后体虚、面色萎黄、乳汁过少、易出虚汗等症。

月子第4周饮食任务：帮助新妈妈滋阴补血

豆焖鸡翅

【原料】黄豆50克，水发海带50克，胡萝卜条50克，鸡翅4只，盐、葱、姜各适量，黑芝麻油15毫升

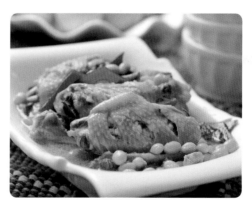

【做法】将黄豆、海带加葱、姜等调料煮熟备用，鸡翅用姜汁、盐、葱等腌制入味；炒锅加黑芝麻油，烧至八成热，放入腌好的鸡翅，翻炒至变色，加其他原料及适量汤，转小火一同焖至汁浓即成。

【好"孕"功效】黄豆含丰富的植物性蛋白质以及铁、磷、维生素A、B族维生素、维生素D、维生素E，是产后新妈妈调理身体的好食材；鸡翅中蛋白质含量高，很容易被人体吸收，且含磷脂类；豆焖鸡翅非常利于产后滋补，对产后体弱乏力、脾胃虚弱、气血不足、乳汁缺乏都有很好的食疗作用，但是只有在产后第3周及之后食用才能更好地发挥滋补效果。

栗子黄鳝煲

【材料】黄鳝200克，栗子50克，姜、盐、料酒各适量。

【做法】将黄鳝去肠及内脏，洗净后用热水烫去黏液，再进行加工；将处理好的黄鳝切成4厘米长的段，放盐、料酒拌匀，备用；栗子洗净去壳，备用；姜洗净切成片，备用；将黄鳝段、栗子、姜片一同放入锅内，加入清水煮沸后，转小火再煲1小时，出锅时加入盐调味即可。

【好"孕"功效】此菜滋阴补血，对生产前后筋骨酸痛、浑身无力、精神疲倦、气短等有很好的食疗作用。

月子第5周饮食任务：帮助新妈妈完全恢复

板栗烧子鸡

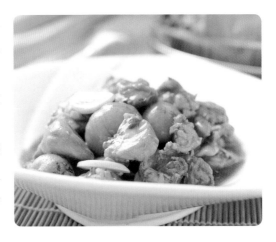

【材料】板栗10颗，子鸡1只，大蒜几瓣，带皮老姜25克，高汤700毫升，黑芝麻油15毫升，盐适量

【做法】板栗用刀开一小口，大火煮10分钟捞出，剥去外壳；子鸡洗净切块。起锅，热锅后倒入黑芝麻油，以小火把姜煸炒至浅褐色，转大火，放入鸡块快炒。加入高汤并放入板栗炖煮，待鸡块和板栗熟烂后加入蒜瓣、盐调味即可。

【好"孕"功效】鸡肉含蛋白质、钙、磷、铁、镁、钾、钠、维生素A、维生素B_1、维生素B_2、维生素C、维生素E和烟酸等成分。板栗含丰富的蛋白质、脂肪、钙、磷、铁、钾及胡萝卜素、B族维生素等多种成分，能预防骨质疏松、抗衰老。板栗烧子鸡有助于减轻产后腰膝酸软、体弱脾虚等状况，但是必须在产后第3周方可开始食用。

白果腐竹猪肚汤

【材料】猪肚1个，腐竹100克，芡实、薏米、红枣、白果各适量；盐、干淀粉、白胡椒粒各适量

【做法】翻转猪肚，除去脂肪，用盐和干淀粉擦匀揉搓，用清水冲洗3次，再余烫3分钟，捞起后用刀除去残留的白色肥油，最后用冷水清洗干净；白果用热水浸泡后去皮，备用；腐竹洗净，折成段；煮沸清水，放入猪肚、芡实、薏米、红枣和白胡椒粒，大火煮20分钟，转小火煲40分钟，放入白果和腐竹段，再煲40分钟，加盐调味即可。

【好"孕"功效】白果含白果醇、白果酸，具有杀菌功能，有化痰、止咳、润肺、通经、止浊、利尿等疗效，新妈妈适当食用有利于产后恢复。

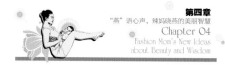

2. 漂亮妈妈私家厨房，产后轻松维持美好身段

无论是哺乳的妈妈还是人工喂养的妈妈，要想拥有美好身段，都需要通过科学而健康的手段，通过节食来减肥是大忌。下面的菜肴，既健康又美味，妈妈们不妨照着做吧！

麻油面线

【材料】面线 120 克（够吃即可），鸡腿 1 个，带皮老姜 25 克，米酒水 1 碗，黑芝麻油 5 大匙

【做法】将鸡腿洗净切成小块，备用；姜切片。锅内放黑芝麻油，小火煸炒姜片，待姜片干缩时放入鸡块，翻炒至鸡肉变白无血水时，加入米酒水适量烧开，改小火煮 20 分钟至鸡熟时捞出放入碗中。将面线用米酒水另外煮熟后，捞出盛入放鸡块的碗内即可。

【好"孕"功效】麻油煸炒姜片，能刺激并活化内脏，让身体从内部暖和起来；麻油面线能滋补活血，是产后妈妈排出体内恶露、滋补身体的好选择。

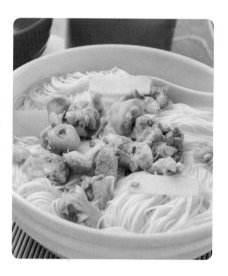

海参豆腐汤

【材料】海参 100 克，豆腐 150 克，冬笋、黄瓜各 20 克。黑芝麻油（麻油）1 大匙，生抽、盐各 1 小匙

【做法】将海参去内脏，洗净，切段；豆腐洗净，切片；黄瓜洗净，切成菱形片；冬笋洗净，切片，备用。煮锅中放豆腐、海参、冬笋，加适量水烧开，小火煮 5 分钟，加生抽、盐调味，放黄瓜片，淋上麻油即可。

【好"孕"功效】海参的蛋白质含量很高，而且几乎不含胆固醇，不会增加心血管的负担；豆腐富含钙和蛋白质；海参豆腐汤鲜美可口、易消化，非常适合需要补充营养而又脾胃虚弱的产后新妈妈食用。

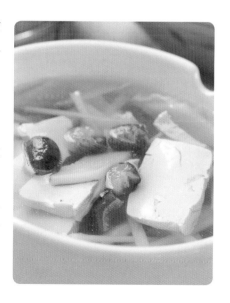

Postpartum Massages
to Slim Down
二、快速瘦！时刻"按"一"按"

　　按摩有着悠久的历史，其中的保健按摩施术手法多，动作轻柔，运用灵活，便于操作，且适用范围广——无论男女老少、体质如何，都可以进行自我保健按摩。按摩是刺激和滋养皮肤最积极的方法，又能够疏通经络、调和气血，产后需要美容、减肥的妈妈们不妨多学学。让自我保健按摩成为妈妈们日常生活的一部分吧！

1. 面部按摩，祛斑去细纹

　　产后肌肤四大问题：暗淡无光泽、干燥、水肿、色斑加重。生产相当耗损气血以及肾气，常会使新妈妈在产后肌肤暗淡无光，而在孕期遗留下来的水肿、色斑等问题更是让人困扰。因此，新妈妈要细心呵护皮肤，以新颜面对产后生活。

　　首先，要保证均衡的营养。其次，放松心情，愉快的情绪对皮肤的状态也有影响。产后不急不躁、不忧郁，保持平和的心态，对皮肤很有好处。再次，保证充足的睡眠。保养皮肤的关键之一就是充足的睡眠。最后，保养有方，除了选择温和的护肤品，按摩也是不错的选择。面部按摩可以促进血液循环，使产后肌肤及早复原。

◎ 面部按摩法：

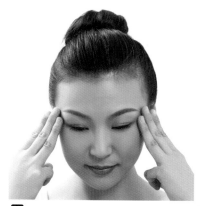

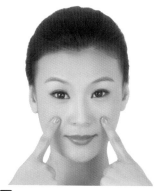

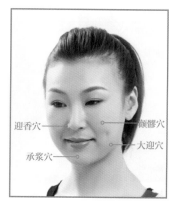

迎香穴　　　　　顴髎穴
　　　　　　　　大迎穴
承浆穴

STEP 1： 用食指、中指、无名指的指腹按压眼尾部位。呼气时强压6秒钟，放开时吸气，反复做10次。

STEP 2： 双手点按颧髎穴：双手点按颧髎穴，沿手太阳小肠经向外按揉至下颌角。

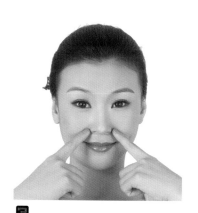

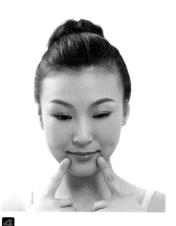

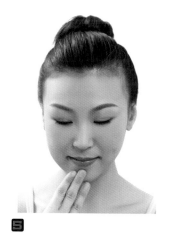

STEP 3： 双手点按迎香穴：疏通手阳明大肠经，有利于减少粉刺、暗疮。

STEP 4： 双手叠指点按承浆穴：轻轻向外按揉，疏通足阳明胃经，可以减少粉刺、暗疮。

STEP 9： 延展至人迎穴：沿足阳明胃经按揉至大迎穴，沿此线路推摩2～3遍。

2. 胸部按摩，美胸与通乳

　　产后是新妈妈胸部保健的绝佳时机。只要护胸、健胸得当，不仅可以使乳房恢复至产前的挺拔，避免乳腺炎的产生，还可以使乳房变得更加丰满、结实。不管是否哺乳，对于新妈妈而言，乳房护理都是不可马虎的。在平时护理乳房要注意以下几点。

　　摄入充足营养。产后新妈妈不仅不能立即减肥，还要多吃瘦肉、蛋、奶、豆类、芝麻等富含维生素 E、B 族维生素的食物，这些食物不仅可以促进乳汁分泌，还可以保持乳房的健美。

　　正确哺乳。对哺乳期的妈妈来说，正确的哺乳方法是美乳的前提。要保持两边交替喂奶，在喂奶时不要让宝宝牵拉乳头。

　　清洁护理。每次喂奶前半小时或在正确哺乳结束之后，要用温清水将乳房和乳头擦拭干净，避免滋生细菌。擦拭动作要轻柔，不能用力过度，以免伤害乳头。

　　选择哺乳文胸。产后妈妈就可以换上专门的哺乳文胸，这样不仅能让哺乳变得更加方便，还起到了很好的保护作用。

　　坚持乳房按摩。乳房按摩一方面可以加速血液循环，促进乳汁分泌，从而能顺利地进行母乳喂养；另一方面能让新妈妈的胸部更加"傲然挺立"。

　胸部按摩法：

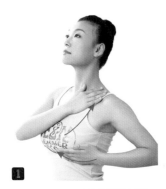 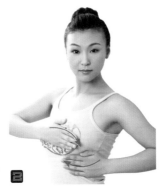 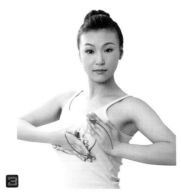

STEP 1： 一只手拖住同侧胸部；另一只手从胸部一直向上推动直到脖颈和耳朵交界处。重复10次，换另一边练习，可以使胸部整体向上提。

STEP 2： 稍微向前弯腰，将腋下的赘肉用双手向胸部集中轻推。重复数次，再换另一边练习，可以帮助新妈妈消除副乳。

STEP 3： 一手向上托，一手向里推，根据自己的身体感觉，用双手调整脂肪的走向，然后再按摩1分钟，再换另一边按摩，有助于新妈妈维持产前的挺拔胸形。

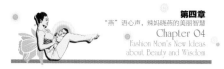

3. 腹部按摩，帮助祛除妊娠纹

　　妊娠纹是出现在下腹部、大腿、臀部或胸部呈现紫色或粉红色的条纹。由于胎儿的不断生长，导致孕妈妈的腹部不断膨胀，腹部的皮肤过度伸张，皮下的很多胶原纤维最终被"拉断"，从而使皮肤形成一种特殊类型的疤痕。

　　防止和消除妊娠纹一直是爱美妈妈们的一项必修课，那么赶紧行动起来吧。新妈妈可以每天使用纯天然的橄榄油进行适度按摩；还可以定期使用复方"妊娠纹"精油进行完整的护理，每日先取适量精油均匀涂抹于腹部、臀部、乳房、大腿内侧的皮肤上，再轻轻按摩2~3分钟至其完全吸收。

　　从怀孕的第3个月开始到生产后的3个月内坚持腹部按摩，一方面可以促进腹部的血液循环和肠胃的蠕动，防止便秘的现象；另一方面可以增加皮肤弹性，消除腹纹。配合除纹霜按摩，不仅能使肌肤保持滋润，避免过度的拉扯，还能更好地淡化细纹。

◉ **腹部按摩法：**

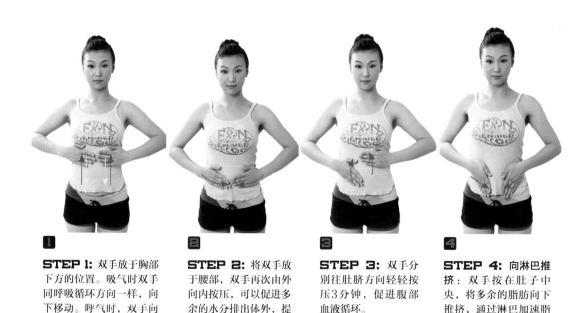

STEP 1： 双手放于胸部下方的位置。吸气时双手同呼吸循环方向一样，向下移动。呼气时，双手向上移动。来回数次，保持均匀地呼吸。

STEP 2： 将双手放于腰部，双手再次由外向内按压，可以促进多余的水分排出体外，提高淋巴代谢功能。

STEP 3： 双手分别往肚脐方向轻轻按压3分钟，促进腹部血液循环。

STEP 4： 向淋巴推挤：双手按在肚子中央，将多余的脂肪向下推挤，通过淋巴加速脂肪的燃烧。

4. 臀部按摩，轻轻松松变挺翘

臀部聚集了很多有关内脏的穴位，尤其是很多能够治疗妇科疾病的穴位。因此，可以通过运动配合穴位按摩，来调整身体激素的平衡，消除臀部松垮的赘肉，从而塑造出完美的臀部曲线。大腿上侧的髋关节部位血液循环不畅或赘肉堆积，都会使臀部变大。这些缺乏弹性、肥厚、敦实的脂肪团是下垂硕大的臀部形成的主要原因。除了穴位按摩，你还可以做些能紧致臀部线条的运动。

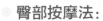

臀部按摩法：

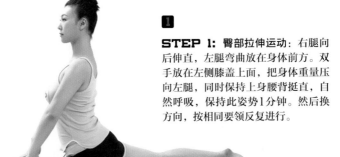

STEP 1：臀部拉伸运动：右腿向后伸直，左腿弯曲放在身体前方。双手放在左侧膝盖上面，把身体重量压向左腿，同时保持上身腰背挺直，自然呼吸，保持此姿势1分钟。然后换方向，按相同要领反复进行。

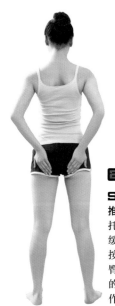

STEP 2：手掌推按臀部：用手掌托住下坠的肌肉，缓慢用力向上推按，然后放松，使臀部肌肉感到向上的推力。重复此动作15次。

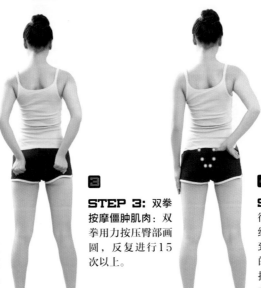

STEP 3：双拳按摩僵肿肌肉：双拳用力按压臀部画圆，反复进行15次以上。

STEP 4：臀部很容易囤积脂肪，经常按摩骶骨能起到放松关节和肌肉的作用。方法是用拇指按压骶骨左右，重复3次以上。

5.腿部按摩，去除水肿与橘皮

双腿整体都很肥胖，说明堆积了很多的脂肪。通过加速淋巴循环的按摩，可以促进身体快速排出脂肪分解物，紧致腿形。淋巴循环顺畅了，腿部长期积累的毒素排清了，慢性寒症、水肿等问题自然就不会产生了。

◉ **腿部按摩法：**

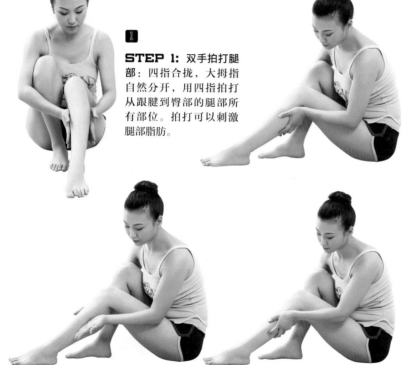
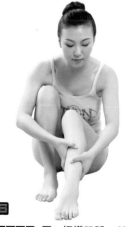

STEP 1： 双手拍打腿部：四指合拢，大拇指自然分开，用四指拍打从跟腱到臀部的腿部所有部位。拍打可以刺激腿部脂肪。

STEP 2： 轻挠腿部：用手指轻挠从跟腱到臀部的腿部所有部位。从腿的后侧到前侧，边轻挠边摇晃腿部。

STEP 3： 敲打腿部：用手掌侧面有节奏地敲打从跟腱到臀部的腿部所有部位。

STEP 4： 振动双腿：两手轻轻地振动从跟腱到大腿根处的腿部所有部位，每次振动5秒钟，可以促使腿部肌肉放松。

STEP 5： 抚摸双腿：双手合抱住腿部，用力抚摸从跟腱到大腿根处的腿部所有部位，重复3次。

6. 足部按摩，促进排毒

足底聚集了与全身内脏器官相关的穴位和反射区，是健康的晴雨表，被称为"人体的第二个心脏"。在对身体进行按压式按摩之前，都要先按摩足底。涌泉和脚后跟内侧根部连接起来形成的一条线即是排毒线。按压这条排毒线，能够加速排出腿部积累的毒素。

◎ 足部按摩法：

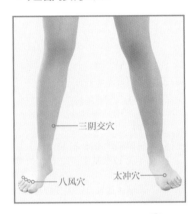

三阴交穴

八风穴　　太冲穴

STEP 1： 用大拇指指腹按压太冲穴。太冲穴位于脚大拇趾与脚二拇趾结合的地方向后，足背最高点前凹陷处。按摩此穴可以帮助全身毒素排出，使足部更细滑。

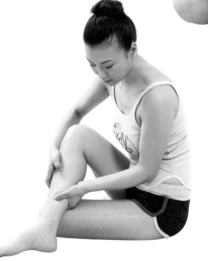

STEP 2： 用大拇指指腹按压三阴交穴。三阴交穴位于内脚踝上缘，约4根手指处，在胫骨后侧边缘。按摩此穴的功效：安定神经、舒缓压力、有助于快速睡眠。

STEP 3： 用大拇指指腹按压八风穴。八风穴位于5个脚趾之间的脚蹼处，双脚共有8个。按摩此穴能够促进血液循环，帮助身体排毒。